AF296920

GUIDE

DE

L'EXAMEN GYNÉCOLOGIQUE

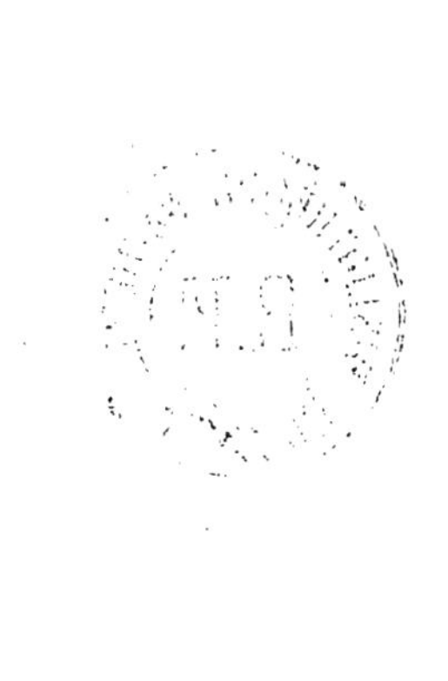

Docteur L. Léon ARCHAMBAULT

GUIDE

DE

L'EXAMEN GYNÉCOLOGIQUE

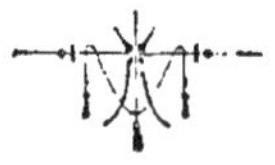

PARIS

A. MALOINE, Éditeur

23-25, Rue de l'Ecole-de-Médecine, 23-25

1902

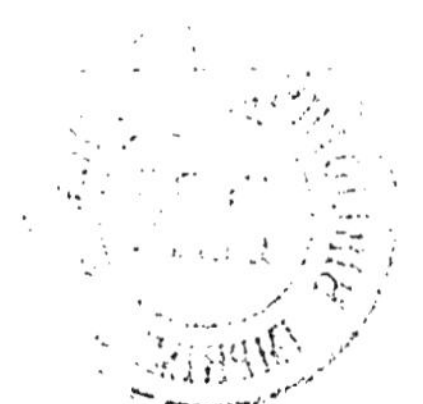

PRÉFACE

Le livre que nous présentons au public n'est pas un traité d'examen gynécologique : *c'est un guide.* L'étudiant ou le médecin, peu familiarisés avec les affections de l'appareil génital de la femme, trouveront, d'une façon succincte, les connaissances nécessaires pour arriver au diagnostic. Ils sauront faire un toucher méthodique, un examen au spéculum..., etc. Ils sauront, surtout, faire l'interrogatoire d'une malade, ce qui, souvent, est embarrassant.

Nous avons rassemblé, dans ces courtes notes, tout ce qu'ont pu nous suggérer nos études sur cette matière aussi spéciale, et nous avons été guidé par la pratique faite à l'hôpital Saint-Antoine, dans le service de M. le Dr Siredey. C'est là que nous avons eu l'occasion de voir les débutants aux prises avec les difficultés du diagnostic, et c'est là que nous nous sommes le mieux rendu compte de la symptomatologie du génitalites.

C'est dire que ce livre est un témoignage de reconnaissance à l'adresse du *Maitre.*

Dr Léon ARCHAMBAULT.

DE L'EXAMEN GYNÉCOLOGIQUE

De toutes les maladies que nous sommes appelés à rencontrer, il n'en est peut-être pas dont le diagnostic soit plus difficile, dans certains cas, que les affections gynécologiques. Cette difficulté tient à ce qu'il est quelquefois peu aisé de se renseigner auprès des malades qui — volontairement ou involontairement — cachent souvent quelque chose. Et puis, la situation profonde des organes génitaux internes, à laquelle viennent se joindre des circonstances fortuites, telles que la douleur, l'obésité, la contraction des muscles abdominaux, n'est pas faite pour éclairer le diagnostic. Il y a enfin un point un peu trop négligé à notre époque, mais que quelques médecins cherchent à reprendre, c'est le rapport fréquent des génitalites avec la pathologie générale et les maladies venant du ralentissement de la nutrition (Dalché, Arm. Siredey), rapport dont la connaissance sera toujours très utile.

Aussi est-il indispensable d'avoir, dans l'examen des malades, une méthode sûre, et il nous a semblé intéressant de fixer les indications qui nous permettent d'arriver au diagnostic gynécologique.

§ I. — **INTERROGATOIRE**

L'*âge* du sujet a un peu d'importance ; c'est, en effet, pendant la vie génitale, de 16 à 50 ans, que l'on est plus appelé à rencontrer d'affections intéressant les organes génitaux. C'est à 20 ans et au-dessous, qu'on trouve le plus souvent l'infection blennorragique (Labadie-Lagrave), et la syphilis (1), — de 30 à 40 ans, les tumeurs fibreuses. Le cancer du col se rencontre, en général, chez les sujets relativement jeunes (de 25 à 50 ans), tandis que le cancer du corps ne se voit que chez les femmes qui ont atteint ou dépassé la ménopause. Les kystes de l'ovaire se voient rarement après 60 ans.

La *situation sociale* et la *profession* donneront quelques indications. On pensera plus volontiers à la grossesse chez une femme mariée, — à une infection gonorrhéique chez une prostituée; — à des accidents causés par des ptoses chez

(1) Edm. Fournier. *Presse Médic.*, 4 avril 1900.

une femme ayant eu beaucoup d'enfants, et une vie de surmenage chez une névropathe.

Et alors, l'interrogatoire portera sur le nombre d'*enfants*, — la date du dernier; — on demandera si les couches ont été bonnes, — s'il y a eu des fausses couches, quelles en ont été la cause et les suites.

Le *facies* ne sera pas à négliger (facies de grossesse, facies ovarique, facies des hémorragies, des congestives.....).

Les *antécédents* héréditaires et personnels ne seront pas oubliés, comme dans toute maladie. (Tumeurs. — Fibromes. — Hémophilie. — Tuberculose).

Les *règles* seront l'objet d'un interrogatoire tout spécial: à quel âge ont-elles commencé? — leur installation a-t-elle été accompagnée d'anémie, de souffrances, d'affections quelconques...? se sont-elles interrompues?

Et peut être sera-t-il intéressant de s'informer du *lieu de naissance*, les femmes des provinces du Midi étant réglées d'une façon plus précoce que les femmes du Nord (Stolz, Puech, Courty)(1). On s'informera de la durée, de l'abondance des règles, des phénomènes douloureux qui les accompagnent, et de l'époque à laquelle appa-

(1) Courty. *Traité prat. des mal. de l'utérus,* 1872, p. 343.

raissent ces phénomènes douloureux (avant, pendant ou après).

Enfin, un point que l'on devra établir avec soin, c'est la *date des dernières règles*, renseignement qui pourra empêcher le médecin de tomber dans une erreur de diagnostic, quelquefois très préjudiciable, pour lui comme pour la malade.

On s'informera aussi de la *ménopause*, des accidents qui l'accompagnent, ou l'ont accompagnée ; défions-nous des pertes de sang, qui surviennent après la cessation des règles, qui semblent être un regain de jeunesse et ne sont, fréquemment, que l'indice d'un néoplasme !

La *leucorrhée* donnera des indications. Alors qu'elle se manifeste sous forme d'écoulement laiteux, de « fleurs blanches » dans tout état général mauvais, elle présente des bouchons gélatiniformes, dans le catarrhe du col, — une coloration jaune ou verte, dans l'infection gonorrhéique, — une odeur *sui generis* dans le cancer. Elle devient fluide dans l'hydrocèle, roussâtre dans les tumeurs épithéliales et fibromateuses.

Les *organes voisins* seront passés en revue : vessie, rectum, coccyx, plexus sacré, appareil circulatoire du petit bassin ; — la douleur, à la défécation et à la miction, donnera souvent des renseignements précieux dans l'infection gonorrhéique (blennorrhagie urétrale), ou dans les affections des annexes (compression par le bol fécal). L'état de l'estomac, de l'intestin, du cœur, du système nerveux, sera l'objet de l'attention du médecin, qui devra se souvenir que les affections gynécologiques ne vont jamais seules, mais coïncident toujours avec d'autres malaises, et qu'il y a des réflexes de l'estomac dont le point de départ est l'utérus. Bien plus, ce sont souvent ces maladies qui dominent la symptomatologie génitale (névropathie, neurasthénie utérine, dyspepsie, névralgies, etc...) et forment la catégorie — trop fréquente! — des fausses génitales.

On pensera aussi à la *douleur intercalaire*, qui survient chez certaines femmes, au milieu de la période menstruelle, et s'accompagne, en général, de ménorrhagie légère.

La *douleur* renseignera très souvent sur l'affection à laquelle on a affaire, même avant l'examen direct.

D'une façon générale, les affections des annexes donnent lieu à plus de symptômes douloureux que celles de l'utérus.

La douleur de la région sus-pubienne dénote quelquefois une métrite, — la sensation de ballottement, une hypertrophie de l'utérus; — la sensation de pression, de pesanteur, une version ou une flexion; — les sensations d'expulsion, un prolapsus, ou un polype.

On s'explique très bien que la flexion en avant, ou la version en avant, donnent des sensations de pesanteur du côté de la vessie, tandis que la

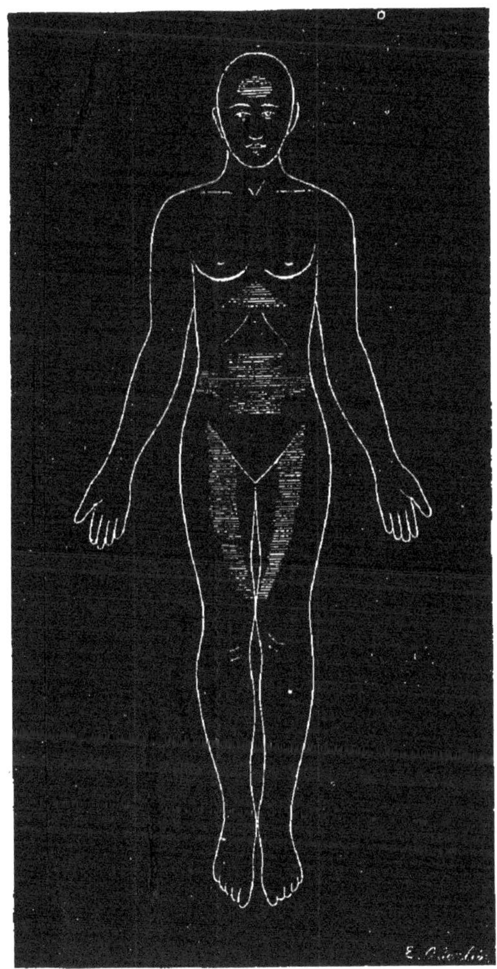

Fig. 1. — Points névralgiques des métrites (face antér.)
(D'après Auvard).

flexion en arrière donne de la gêne du côté du rectum.

On peut noter des phénomènes de constipation, quelquefois du ténesme, et des phénomènes réflexes.

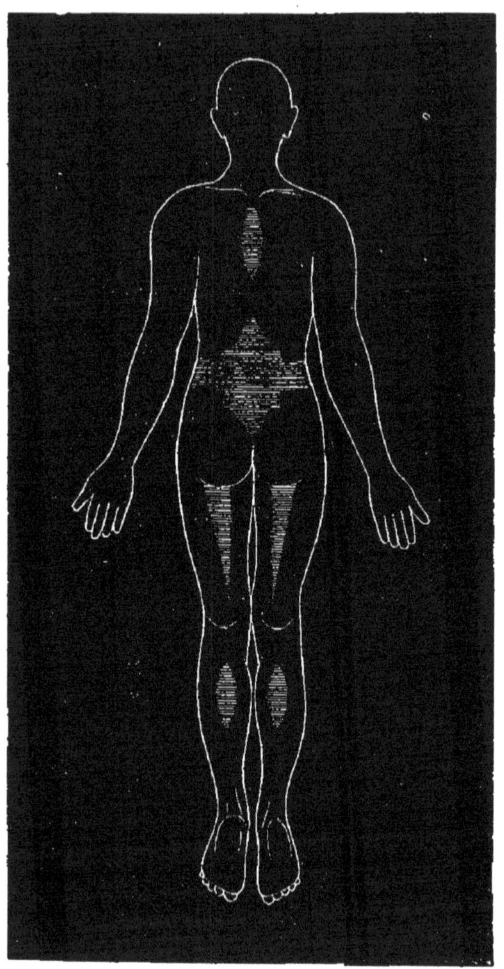

Fig. 2. — Points névralgiques des métrites (face postérieure). (D'après Auvard).

Ces réflexes sont, fréquemment, le point de

départ de points névralgiques qu'il faut connaître. Ce sont d'abord les points névralgiques
que l'on trouve toujours habituellement, et que
nous avons figurés dans les deux planches 1 et
2, et, plus spécialement, les points dans la

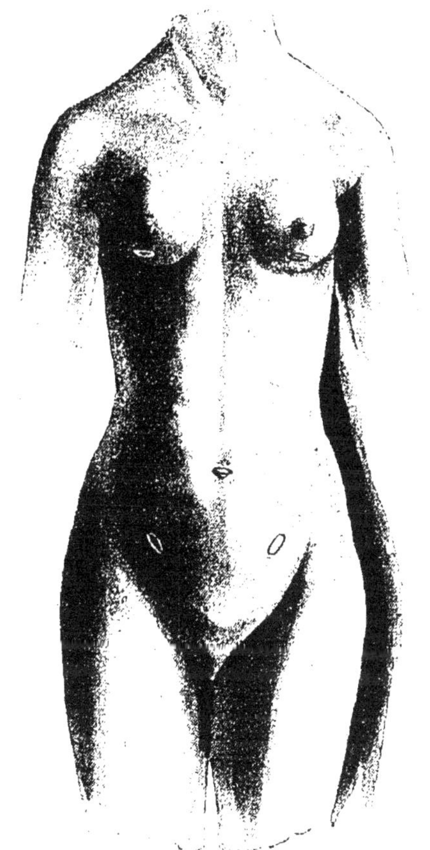

FIG. 3. — Points douloureux dans l'hystérie.

région des ovaires et dans la région mammaire,
si communs chez les hystériques (fig. 3).

Les tiraillements vers les aînes et les cuisses sont communs à toutes les génitalites, mais plus spécialement aux rétro-déplacements, et aux prolapsus. — Les élancements dans la région ovarique ne sont pas toujours un symptôme d'inflammation de l'ovaire, mais, quelquefois, de déchirure du col.

La douleur dans la région sacrée fera penser à un déplacement de l'utérus en arrière, — à la chute des ovaires dans le cul de sac de Douglas, — à la paramétrite postérieure ; — quelquefois il s'agit d'une simple névralgie réflexe.

Les inflammations péri-rectales, ou rétro-utérines, — les ulcérations du col, quelquefois, donnent de la coccygodynie (douleur au coccyx).

Il y a une douleur toute spéciale, dans la profondeur de la fesse, qui se voit dans la salpingite.

Enfin, les douleurs à la miction sont le fait d'une urétrite, ou simplement d'une acidité excessive des urines.

Les douleurs vulvaires feront penser à une ulcération, à la folliculite ; — celles de la face antérieure des cuisses à un déplacement de l'utérus en avant ; — celles de la face postérieure à une déviation, ou à une inflammation rétro-utérine.

Les douleurs intercostales s'observent plus volontiers dans l'ovarite, et les névralgies épigastriques dans les métrites ; — enfin, il faudra penser aux *réflexes*, qui peuvent partir de l'estomac (vomissements, cardialgie) — de la vessie (ischurie), — ou du larynx (aphonie, toux).

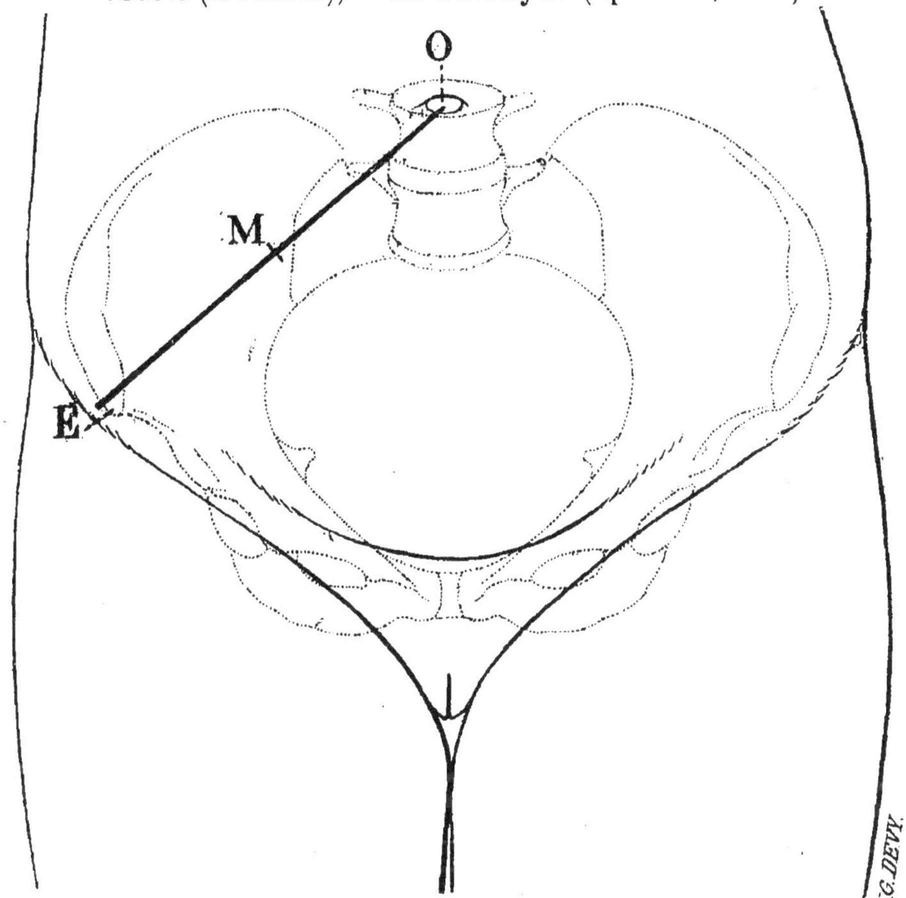

FIG. 4. — E. Épine iliaque antéro-supérieure. O. Ombilic. M. Point de Mac Burney.

Enfin, il faudra bien penser à la douleur de la fosse iliaque droite, douleur qui peut être due à une salpingite, mais qui peut être le fait d'une appendicite. Nous rappellerons que le point de *Mac Burney*, — symptôme dominant de l'appendicite, — existe sur le milieu d'une ligne partant de l'ombilic à l'épine iliaque antéro-supérieure (voy. fig. 4.)

§ II. — **EXAMEN DE LA PAROI ABDOMINALE**

L'INSPECTION du ventre doit être faite : on notera, sur la ligne blanche, la présence de pigmentations, de vergetures, récentes ou anciennes (grossesse, kystes volumineux opérés) ; — on notera l'adipose du sujet, — la distension possible de la vessie, — la couleur, la forme, les irrégularités, les bosselures du ventre (tumeurs fibreuses, kystes), — l'effacement de l'ombilic.

La malade doit être examinée dans plusieurs situations — couchée sur le dos — assise — sur les deux flancs alternativement, — ou debout, manœuvres nécessaires, pour diagnostiquer la présence de collections liquides.

La forme du ventre donne quelquefois des indications précieuses, qui permettent de distinguer le gonflement général, dû au météorisme, — la distension de l'S iliaque ou du cœcum, due à l'accumulation des matières fécales, — la distension sus-pubienne, due à la réplétion de la vessie — le globe médian, dû à

Archambault. — 2.

une grossesse, — la saillie latérale et limitée
due à une tumeur solide de l'utérus ou des
annexes, — la distension volumineuse, pointant

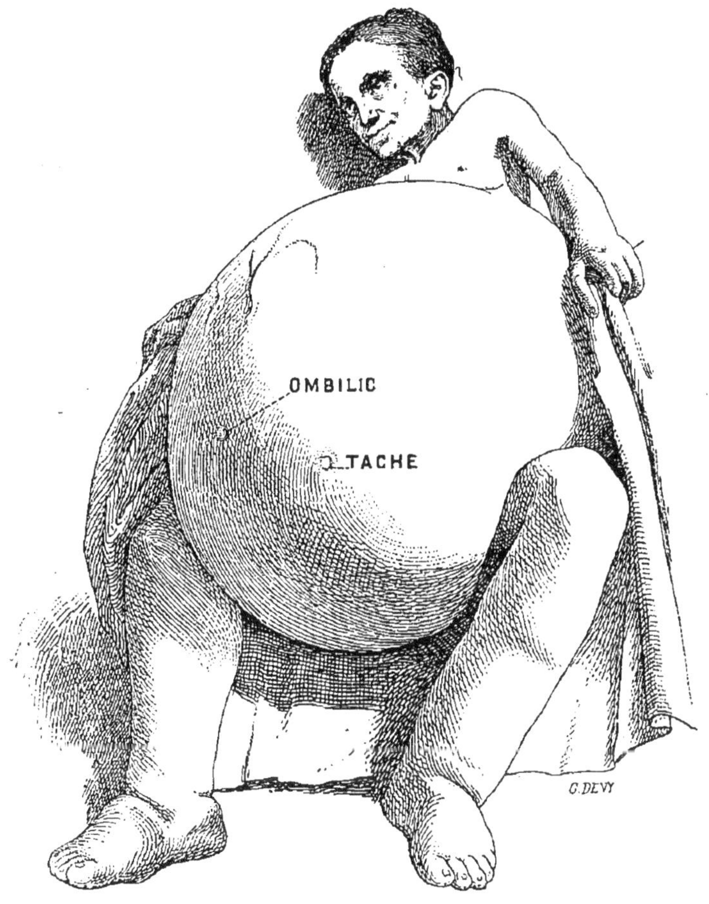

Fig. 5. — Kyste ovarique à plusieurs loges,
observé par Buldwin.

à l'ombilic, des kystes ovariques d'un grand
développement, — l'élargissement, en *ventre de
batracien*, — de l'abdomen ascitique. On peut

enfin reconnaître les difformités du squelette
(bassin — extrémités, — colonne vertébrale).

Nous ne parlons que pour mémoire du cas où
une tumeur déforme l'abdomen au point de lui

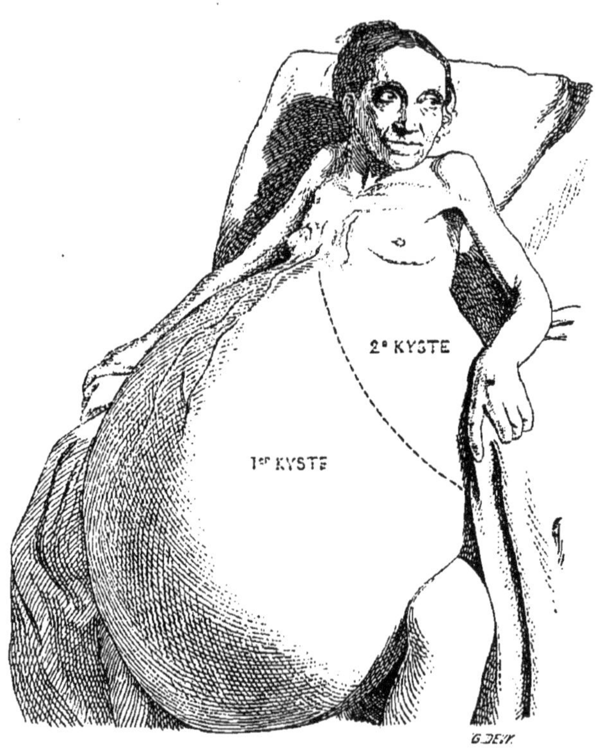

Fig. 6. — Kyste ovarique
(Situation des deux loges Buldwin).

donner l'apparence d'une monstruosité. Cela se
voit quelquefois dans certains kystes volumineux
de l'ovaire (fig. 5 et 6).

Avant d'en arriver à la PALPATION, il faudra causer avec la malade, la rassurer, lui expliquer l'examen qu'elle va subir, et même lui demander son consentement. Une femme ne peut le refuser, puisqu'elle en connaît l'utilité ; elle sera sensible à cette marque de prévenance et se sentira plus rassurée.

Puis, après s'être réchauffé les mains, on les met à plat (les deux), sur le ventre de la malade.

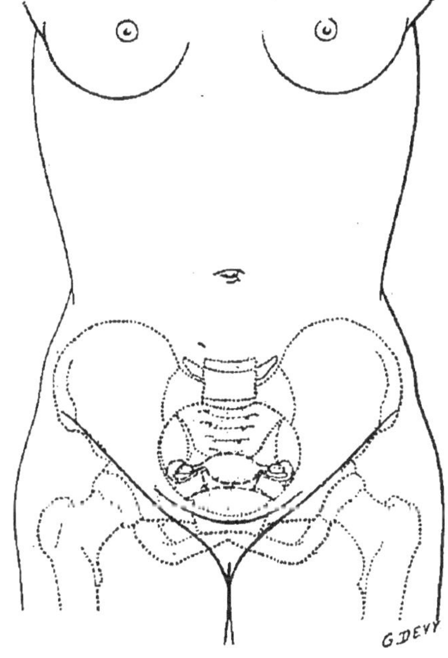

FIG. 7. — Situation de l'utérus et des annexes dans le bassin.

On peut ainsi ressentir l'impression de « liquide gélatineux » que donne l'abdomen normal, — ou, au contraire, la résistance toute spéciale de l'ascite, — ou la dureté des tumeurs de l'abdomen, — ou les contractions de l'utérus en état de gestation, les mouvements de l'enfant, — ou enfin la sensation de tension que donnent les liquides enkystés. On peut voir s'il y a de l'hyperesthésie, due à une surexcitation nerveuse ou à la douleur ; — si la palpation superficielle est douloureuse, et la palpation profonde bien supportée.

S'il y a une tumeur, on reconnaîtra — par des mouvements de latéralité, si elle est mobile, ou adhérente, — si elle adhère à la paroi (pli à la peau), — si elle ballote.

Pour faciliter l'examen, on peut diviser schématiquement l'abdomen en surfaces quadrangulaires, par deux lignes horizontales :

L'une, A B, qui joint les épines iliaques antérieures et supérieures ;

L'autre, C D, qui joint les cartilages des 9mes côtes ;

Et par deux lignes verticales, E F et G H, qui vont du cartilage de la 8e côte à la moitié du ligament de Poupart.

Et alors, en allant de haut en bas, et de gauche à droite (par rapport à la figure 8), on aura les régions suivantes :

Hypocondre droit.	Epigastre.	Hypocondre gauche.
Flanc droit.	Ombilic.	Flanc gauche.
Fosse iliaque droite.	Hypogastre.	Fosse iliaque gauche.

A chaque région, correspond, un ou plusieurs

organes, et voici, à peu près, la topographie qu'on peut leur assigner :

Epigastre. — La moitié droite de l'estomac ; — le pancréas ; — le foie.

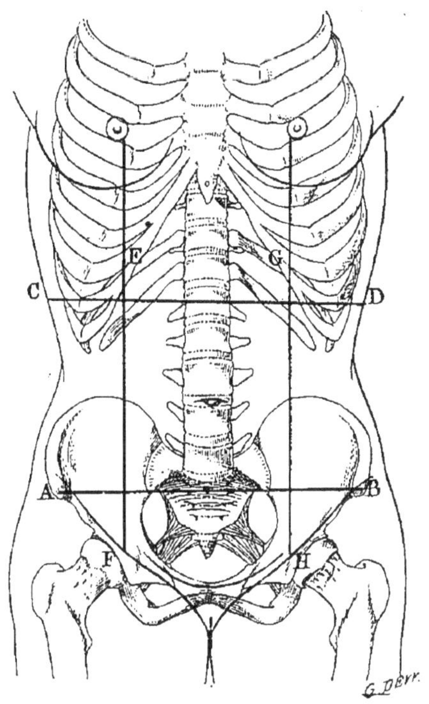

Fig. 8. — Division schématique de l'abdomen.

Hypocondre droit. — Le lobe droit du foie ; — la vésicule biliaire ; — une partie du duodénum ; — la courbure hépatique du colon ; — une partie du rein droit et la capsule surrénale.

Hypocondre gauche. — L'extrémité cardiaque de l'estomac ; — la rate et la petite extrémité du pancréas ; — la courbure splénique du colon ; — la partie supérieure du rein gauche et la capsule surrénale.

Ombilic. — Une partie de l'épiploon et du mésentère ; — le colon transverse ; — la dernière partie du duodénum ; — quelques circonvolutions du jéjunum et de l'iléon.

Flanc droit. — Le colon ascendant ; — la moitié inférieure du rein droit ; — une partie du duodénum et du jéjunum.

Flanc gauche. — Le colon descendant ; — la partie inférieure du rein gauche ; — une partie du jéjunum.

Hypogastre. — Les circonvolutions de l'iléon ; — la vessie (si elle est distendue) ; — l'utérus (quand il est gravide).

Fosse iliaque droite. — Le cœcum et l'appendice ; — la terminaison de l'iléon.

Fosse iliaque gauche. — L'S iliaque.

*
* *

La palpation permettra de reconnaître si une tumeur est pelvienne, ou, au contraire, abdominale, — si elle est animée de contractions (utérus gravide), de pulsations (anévrisme) ; — de voir son volume, sa résistance, son inégalité, sa sensibilité.

A l'état normal, on sent le fond de l'utérus affleurer le pubis, profondément, dans le petit bassin (voy. fig. 7). — Les annexes, normaux, sont de chaque côté (fig. 9).

Il faut se méfier de la vessie distendue, qui peut remonter très haut, en imposer pour une affection pathologique, ou, en tous cas, gêner l'examen.

La palpation permettra, en outre, de constater

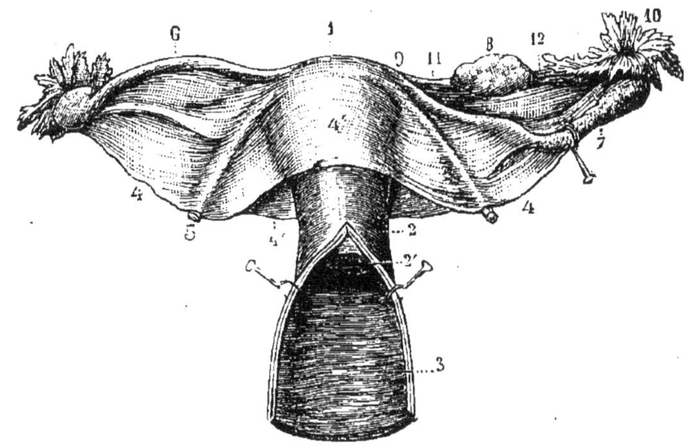

Fig. 9. — 1, Corps de l'utérus ; 2, Col utérin ; 2', Culs de sacs ; 3, Vagin ; 4, Replis péritonéaux, lig. larges ; 5, Lig. rond ; 6, Trompe. Oviducte ; 7, Lig. de l'ovaire ; 8, Organe de Rosenmuller ; 9, Angles supérieurs de l'utérus ; 10, Franges de la trompe de Fallope ; 11, Corps de la trompe ; 12, Isthme de la trompe.

l'altération des organes voisins, (cœcum, vessie), — la mobilité du rein..., etc. Cette dernière manœuvre nécessite le palper bi-manuel, une main dans la région dorsale, l'autre sur la région abdominale. On palpe le flanc droit : pour dépister la présence du rein mobile ; il est quelquefois nécessaire de faire tousser la malade, afin de chasser l'organe de sa loge.

On pourra percevoir les battements aortiques, manifestes chez les femmes nerveuses.

*
* *

La PERCUSSION se fera, la malade couchée sur le dos, puis, mise alternativement sur le flanc droit et sur le flanc gauche, puis sur le séant. Ces changements de position auront pour but de déplacer les tumeurs qui sont douées de mobilité, et de faire varier la matité, dans le cas où l'ascite pourrait en imposer avec un kyste de l'ovaire. — On appréciera ainsi les tumeurs dures (matité), — les tumeurs gazeuses (tympanisme), — les battements aortiques des névropathes, — les collections liquides, en recherchant la fluctuation. Enfin, cette méthode permettra, avec le crayon dermographique, de délimiter les contours d'une tumeur.

*
* *

L'AUSCULTATION peut être utile dans le diagnostic des kystes et de la grossesse (battements du cœur), et permettra, quelquefois, de reconnaître un anévrisme (souffle).

Certaines tumeurs adhérentes, certaines formes de péritonite sèche, fournissent des frottements, plus perceptibles, d'ailleurs, au palper qu'à l'oreille ; dans le cas où une perforation de l'intestin se rencontrerait avec une collection liquide, on pourrait percevoir un tintement métallique.

Il est, enfin, un procédé indiqué par Hart et Barbour (1) qui ferait reconnaître une tumeur enkystée d'une tumeur qui ne l'est pas, et qui consiste à faire contracter les muscles de l'abdomen, en priant la malade de se lever par les épaules : si la tumeur est enkystée, les muscles grands droits ne modifient pas la forme du ventre. Si elle n'est pas enkystée, ils aplatissent les contours de l'abdomen.

§ III. — **INSPECTION DES ORGANES GÉNITAUX**

L'examen des organes génitaux ne se fera que si cela est nécessaire, et si le toucher seul ne paraît pas un moyen de renseignements suffisant.

Examen de la vulve (voy. fig. 10.)

La forme de la vulve n'est pas la même chez la femme qui n'a jamais accouché et chez

(1) Hart et Barbour. *Manuel de Gynécologie*, 1886, p. 107.

la multipare : chez cette dernière, elle peut être
large, béante, fendue, présenter des ptoses des
parois vaginales (colpocèles), de la vessie (cysto-

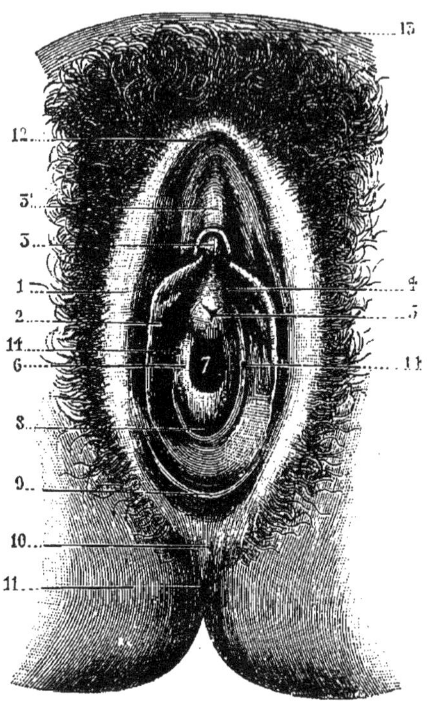

Fig. 10. — Vulve normale : 1, Grandes lèvres ; 2, Petites lèvres ; 3,
Clitoris ; 4, Canal de l'urètre ; 5, Méat ; 6, Hymen ; 7, Fente de
l'hymen ; 8, Vagin ; 9, Région vulvo-périnéale ; 10, Périnée ; 11,
Anus ; 12, Pubis ; 13, Mont de Vénus ; 14, Glande de Bartholin.
(gravure extraite du dict. de méd, prat. du Dr Vernon, t. II.)

cèle), du rectum (rectocèle), de l'utérus. Chez les
prostituées, elle est flétrie, ou, au contraire,
peut présenter un état particulier d'éréthisme,
ou une certaine cutisation de la muqueuse.

On peut y voir des manifestations primaires,

secondaires, ou tertiaires de la syphilis (fig. 11),
— des végétations, — des écoulements. On remar-
quera, à ce propos, l'œdème dur et indolent, qui
accompagne les plaques muqueuses des grandes
lèvres ; on fixera le diagnostic du chancre (dur —

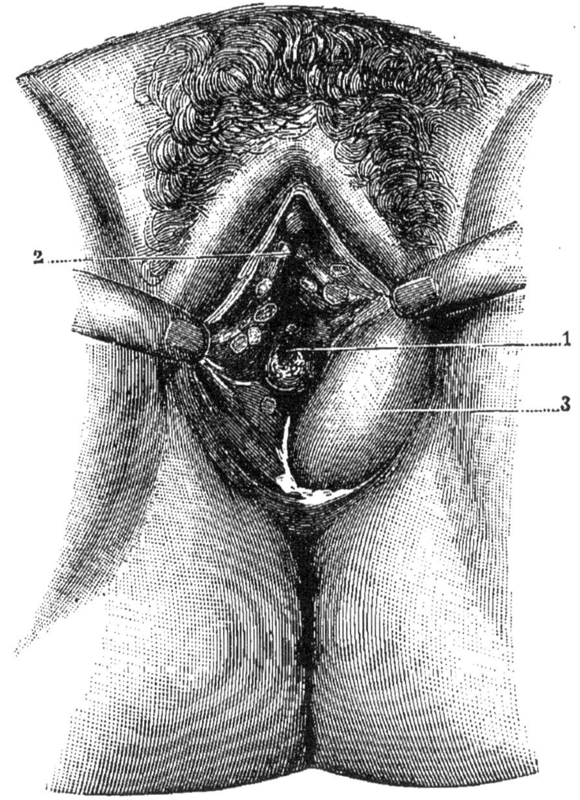

Fig. 11. — Vulve chez une femme spécifique.
1, Urètre ; 2, Bartholinite ; 3, Plaques muqueuses.

teinte jambonnée), d'avec l'herpès (mou, poly-
cyclisme), et le chancre mou. Le bubon satellite
sera d'un grand secours, de plus le chancre mou
donne un ganglion douloureux et offre une

plaie ulcéreuse. Il peut y avoir du vaginisme, des caroncules douloureux. ·

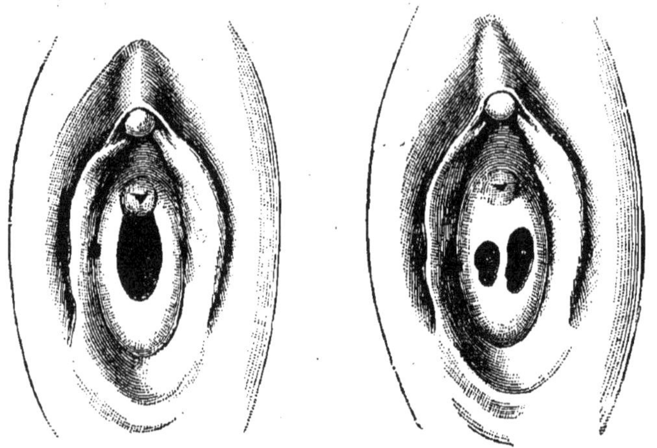

Fig. 12. — Hymen à fente ovale. Fig. 13. — Hymen à fente bilobée.

Les *petites lèvres* présentent quelquefois un

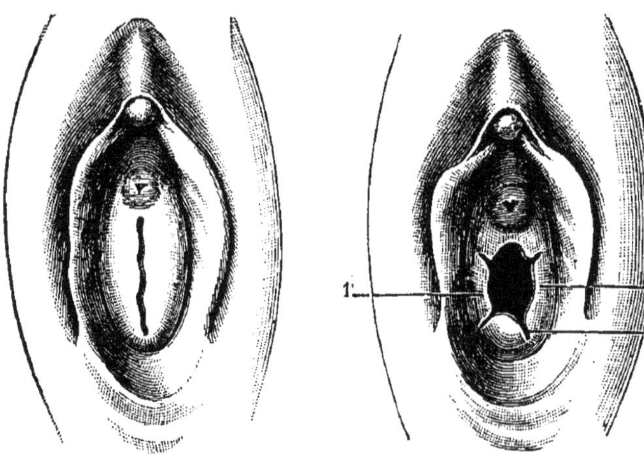

Fig. 14. — Hymen à fente
linéaire.

Fig. 15. — Hymen labié.
1-1', Membrane ; 2, Fente étoilée.

peu d'hypertrophie, chez les femmes qui ont eu

des accouchements nombreux, ou chez celles qui se livrent à l'onanisme. L'*hymen* peut présenter des particularités : la fente peut être ovale — ce qui est le plus général (fig. 12), ou double (fig. 13); elle peut être comme une rainure (fig. 14), ou ronde et étoilée (fig. 15).

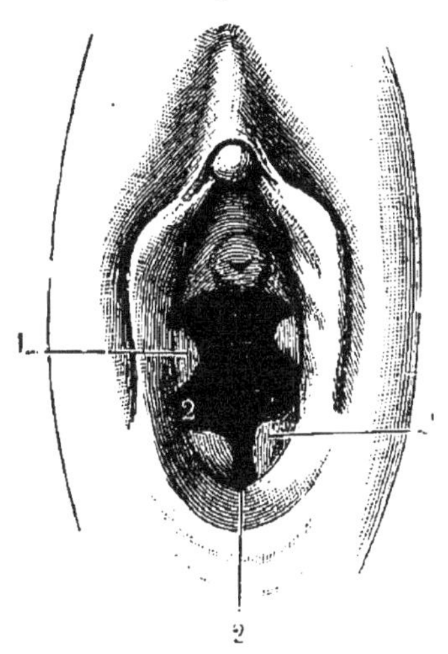

Fig. 16. — Hymen rompu. 1, Caroncules myrtiformes ; 2, Fentes.

Lorsqu'il y a rupture, on trouve des vestiges de la membrane (fig. 16).

L'hymen peut être bombé, quand il n'est pas perforé, et qu'il y a rétention du sang de la période cataméniale (hématométrie, hématocolpos, fig. 17), — le pourtour de la vulve rouge et irrité, quand il y a abus de coït, ou présence de liquides irritants.

Plus rarement, on aura à noter des malformations des organes génitaux externes, — l'hermaphrodisme (voy. fig. 22) — ou le cloisonnement du vagin dont on rencontre, de temps en temps, des exemples (fig. 18-19-20) — des traumatismes plus ou moins violents — ou quelquefois une cautérisation intempestive, faite par un opérateur trop zélé. Enfin, on pourra noter les varices vulvaires, si fréquentes chez les femmes en-

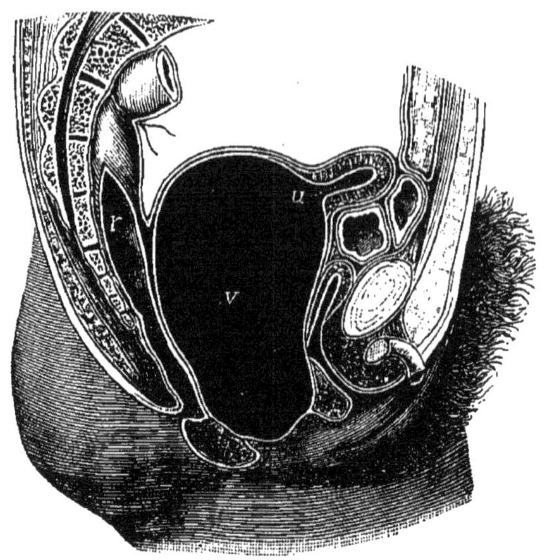

FIG. 17. — Hématocolpos par oblitération de l'hymen.
L'utérus est repoussé en haut par l'épanchement.
r, Rectum ; *u*, Utérus. *v*, Vagin.
(gravure extraite du dict. de méd. pratique du Dr Vernon, t. III.)

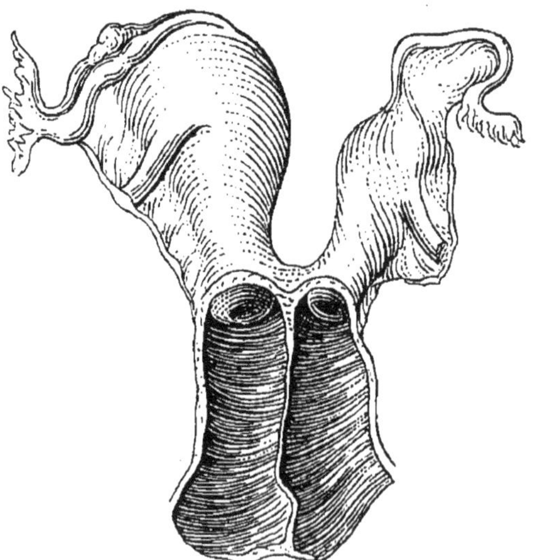

FIG. 18. — Utérus double et vagin double.

ceintes, et chez certaines congestives, — et la coloration ardoisée de la vulve, qui peut être un bon moyen de diagnostic de la grossesse.

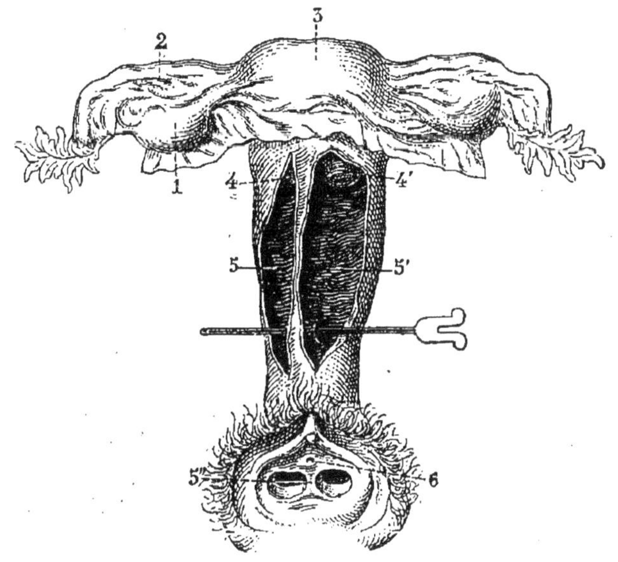

Fig. 19. — Utérus double et vagin double accolés en canons de fusil. 1, Ovaire ; 2, Trompe ; 3, Utérus ; 4-4', Col ; 5-5', Vagin double.

Enfin, on reconnaîtra l'abcès de la glande de Bartholin, ou Bartholinite (voy. fig. 11).

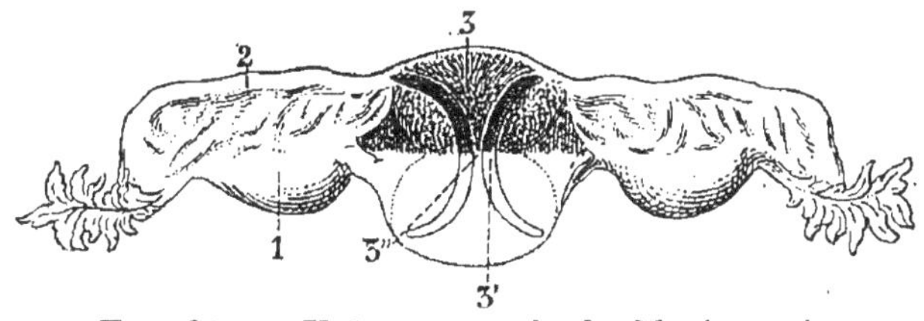

Fig. 20. — Utérus et vagin double (coupe).
1, Ovaire ; 2, Trompe ; 3-3'-3'', Utérus (coupe).

Il n'est pas jusqu'à l'*urètre*, qui peut être, lui aussi, le siège de manifestations patholo-

giques. Les petits polypes y sont fréquents, et
ce canal est si souvent pris, dans l'infection gonorrhéique, qu'on en a fait, lorsqu'il est touché,
un bon moyen de diagnostic dans les cas dou-
teux. Dans d'autres cas enfin, il est tomenteux,

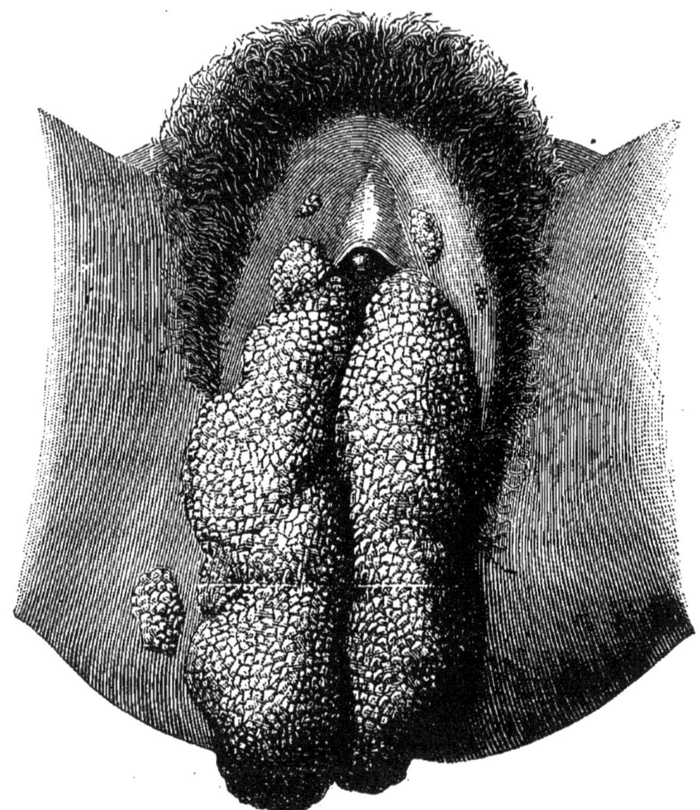

FIG. 21. — Epithélioma en choux-fleurs de la vulve.
(Gravure extraite du diction. de médec. prat. du D Vernon.)

en ectropion ; dans d'autres, il est dilaté, au point
de permettre l'introduction du petit doigt, et
même parfois le coït, paraît-il.

Archambault. — 3

La vulve peut être atteinte d'*atrésie*, rendant difficile l'introduction du spéculum, du doigt, ou du pénis.

On peut y trouver un *cancer* (voy. fig. 21) ou plus généralement, un cancroïde, formant

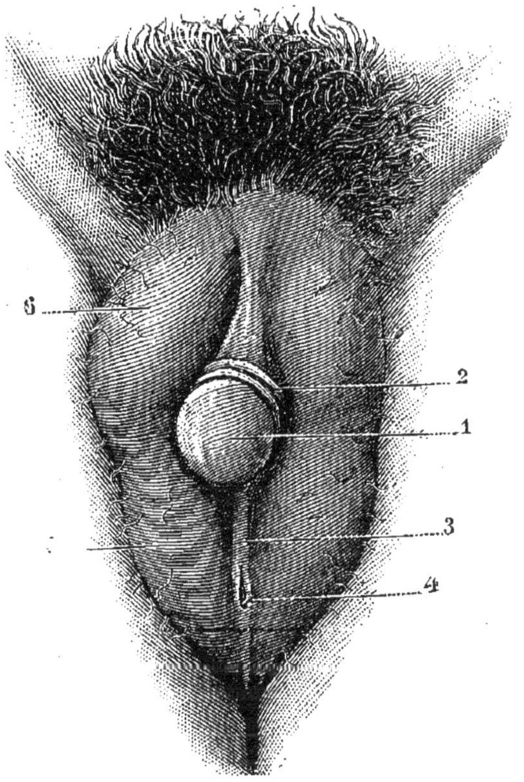

FIG. 22. — Hermaphrodisme : 1, Gland ; 2, Prépuce ; 3, Raphé ; 4, Vulve rudimentaire ; 5, Bourses ; 6, Grandes lèvres.

de petites nodosités faciles à extirper, — l'*éléphantiasis*, affection rare dans nos pays, et due souvent à la syphilis ; — les *kystes* de la *glande Bartholin*, et ses infections à gonocoque, ou *bartholinites*, — les *névromes*, sortes de papules rouges, très sensibles.

On y voit aussi les *fibrômes* des grandes lèvres, qui, généralement, sont pédiculés, — les *lipômes*, qui sont dus au tissu graisseux des grandes lèvres, —l'*hématôme*, ou hématocèle de la vulve, épanchement sanguin qu'on rencontre dans l'accouchement, alors qu'il y a compression par la tête du fœtus, — les *varices vulvaires*, fréquentes pendant la grossesse. On peut y voir, enfin, une *hernie vulvaire* due à la persistance du canal de Nuck.

Les malformations peuvent être de plusieurs sortes : l'*hermaphrodisme* est le cas le plus fréquent (voy. fig. 22).

La vulve peut être, enfin, le siège d'éruptions diverses : *eczéma*, *érysipèle*, *herpès*, *acné*, *condylomes*. On n'oubliera pas qu'on y rencontre des *chancres* petits, cachés par des replis, et qui sont très dangereux, au point de vue de la contagion. Les *plaques muqueuses* s'y voient fréquemment, avec leur type érosif, papulo-hypertrophique, ou ulcéreux, — et les *prolapsus* des parois vésicales (colpocèle antérieure) — ou rectales (colpocèle postérieure), peuvent être notés (voy. fig. 23).

Examen du Vagin

L'*atrésie* du vagin s'observe quelquefois, en dehors de l'atrésie normale, qui est l'hymen. On

trouve, en général, l'atrésie sous forme d'étran-
glement du tiers inférieur ; quelquefois *atrésie
totale de l'hymen,* ce qui forme, à l'installation
des règles, l'*hématocolpos* (voy. fig. 17) ; d'autres
fois, il y a *absence* complète du vagin. Quel-

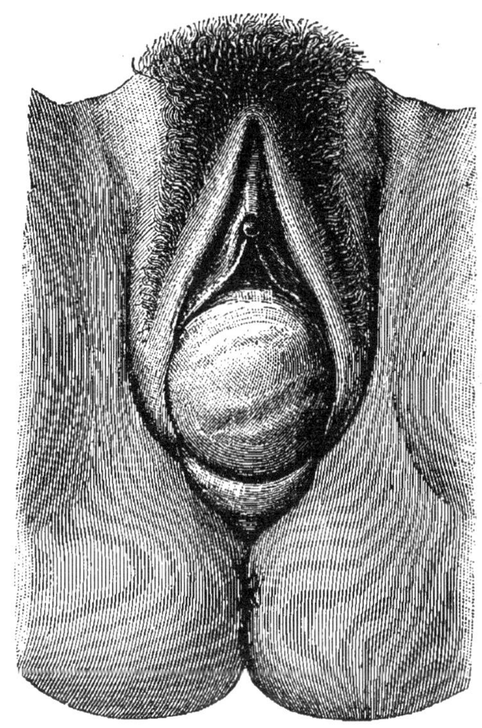

FIG. 23. — Prolapsus du vagin (Colpocèle antérieure).
(Gravure extraite du diction. de méd. du Dr *Vernon, t. II.)*

quefois il y a un vagin normal, mais un hymen
imperforé.

On peut rencontrer la *vaginite* sous toutes
ses formes, — vaginite à gonocoques, — vaginite
par écoulements utérins (métrite, cancer), — par

variole ou fièvre typhoïde, — vaginite sénile. On y voit le spasme ou *vaginisme*.

Les tumeurs du vagin consistent dans : les *kystes* du vagin, qui ne donnent lieu à un examen que lorsqu'ils sont volumineux et gênants, — les *tumeurs fibreuses*, assez rares, — le *cancer du vagin*, qui, en général, secondaire à celui du col, est peu douloureux (au début), saigne beaucoup, et donne lieu à un écoulement à odeur infecte, — le *sarcome* du vagin assez rare, — les prolapsus vaginaux, (colpocèles).

§ IV. — **PALPATION DE LA RÉGION INGUINALE**

Sans être d'une grande importance, ce moyen de diagnostic ne doit pas être oublié.

On peut sentir, dans la région inguinale, les ganglions douloureux, peu nombreux, quelquefois suppurés, de la blennorrhagie ; — ou, au contraire, les ganglions en pléiade, durs, indolores de la syphilis. Ils sont pris également dans le cancer de la vulve, de l'urètre, du quart supérieur du vagin.

Enfin, on pourra y rencontrer une hernie inguinale, ou crurale, — une thrombose de la veine fémorale.

§ V. — **TOUCHER VAGINAL**

Cette partie de l'examen gynécologique est la plus importante ; elle donne des renseignements bien plus précis que l'interrogatoire, et même que l'examen au spéculum.

Il est facile de toucher une femme, quand il n'y a pas de sténoses, d'atrésie ou de malformations, quand l'hymen n'existe plus ; et encore, la présence de l'hymen n'empêche pas le toucher, quand on prend la précaution de toucher doucement, d'user avec profusion d'un corps gras, et de faire rapprocher les cuisses, pour éviter la tension de la membrane. Pour des raisons de convenance, et pour ne pas troubler la fonction cataméniale (?), on évitera de toucher une femme pendant ses règles, et pour des raisons de convenance également, — et même de prudence professionnelle, — on ne touchera une femme *qui se dit vierge*, qu'en cas de nécessité absolue et en présence d'une personne de la famille.

*
* *

La POSITION la plus généralement adoptée, en France, est la position *dorsale*, la femme étant couchée, la tête généralement surélevée, les cuisses écartées et fléchies. Elle a l'avantage de permettre le palper abdominal, et le toucher combiné au palper. En Angleterre on emploie plus volontiers la position *latérale*, qui est peut-être avantageuse pour l'examen au spéculum, mais a un inconvénient, c'est que la courbure de l'in-

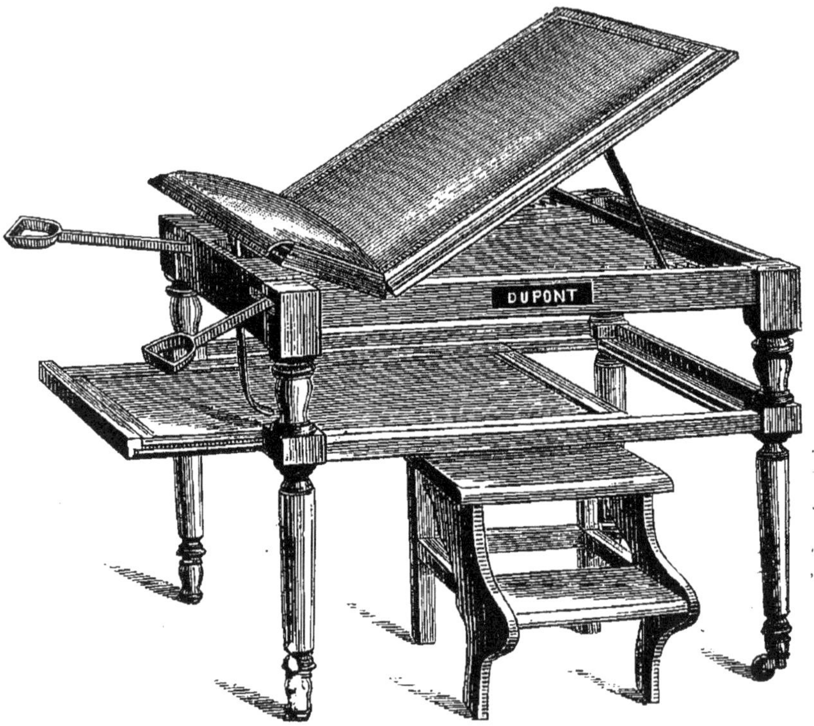

Fig. 24. — Table démontable pour examen au spéculum.

dex est opposée à celle du sacrum. Pour examiner des organes profonds, ou reconnaître un premier degré de prolapsus, il sera préférable de toucher la femme *debout*, et, pour cela, on la fera appuyer le long d'un mur, les jambes écartées. Quand on voudra redresser un utérus en rétroversion, on emploiera plutôt la position *génupectorale*, et quand on aura à faire un palper un peu minutieux, à refouler la masse intestinale, on se servira de la position de la *taille*.

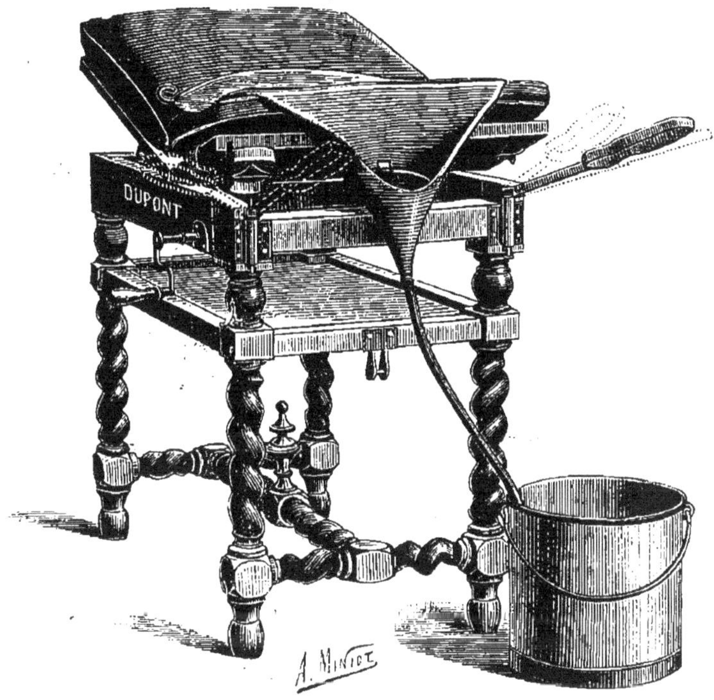

Fig. 25. — Table pour examen au spéculum avec cuvette
pour l'écoulement de l'eau.

Quoi qu'il en soit, c'est, en général, à la position dorsale qu'on donne la préférence : elle peut se faire sur un lit, la malade mise en travers, avec les deux pieds appuyés sur des chaises.

Les constructeurs ont fabriqué une foule de meubles pour examen, qui facilitent la besogne du gynécologue (fig. 24-25).

Plusieurs fabricants se chargent de donner des modèles de tous genres, démontables ou non, des modèles d'hôpital, ou de cabinet. Il ne faut pas sacrifier à l'élégance, mais viser surtout à avoir un instrument pratique.

*
* *

LES PRÉPARATIFS, de la part de l'opérateur, ont une certaine utilité : savonnage et désinfection des mains, désinfection du vagin, et, en même temps, stérilisation des instruments. L'éclairage sera obtenu au moyen d'une fenêtre, — d'une lampe à réflecteur (voy. fig. 26) — ou d'une lampe électrique frontale (voy. fig. 27).

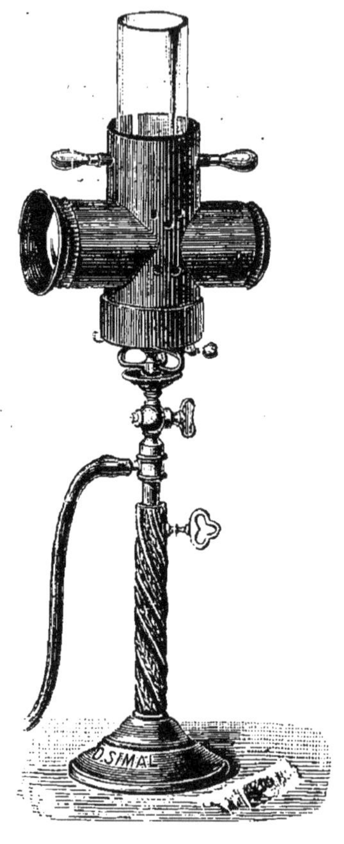

FIG. 26. — Lampe de Mandl.

On écartera, de la main gauche, les poils

et les grandes lèvres, et on introduira l'index
droit, préalablement graissé de vaseline antiseptique, en ayant soin de ne pas effleurer le
clitoris. La présence d'un corps gras, sur les
doigts de l'opérateur, permet le glissement et
protège les écorchures, si fréquentes, de cette
région, contre une contamination toujours possible. Si une injection vient d'être donnée, le
vagin se trouve rempli de liquide et distendu,
et il faut déprimer un peu, du doigt, la fente
vaginale postérieure, pour permettre l'écoulement du liquide.

Il est bon, de plus, avant de pratiquer le
toucher, de faire uriner et aller à la selle les
malades, ce qui facilitera singulièrement
l'examen, et de leur recommander de faire des
inspirations profondes, ce qui suppri-
mera la contraction des muscles abdominaux. Il
sera quelquefois utile d'user du chloroforme.

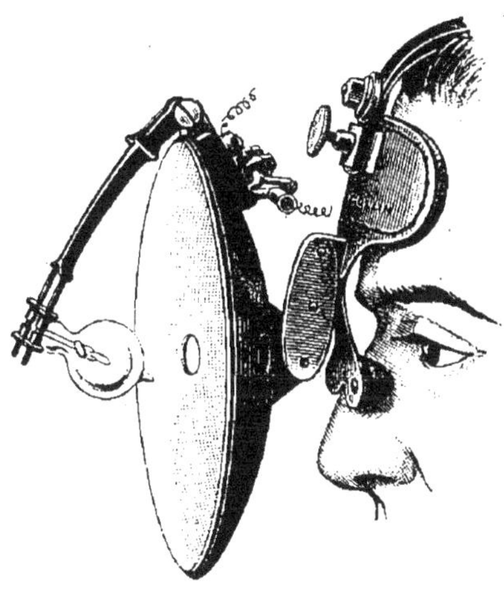

Fig. 27. -- Lampe électrique
frontale.

* *

Et alors les RENSEIGNEMENTS fournis par le
toucher sont les suivants :

On sentira l'état de l'*orifice*, de la *vulve* et on percevra sa tonicité — son élasticité — sa plus ou moins grande distension, — ou, au contraire, son atrésie. Dans certains cas, il peut être douloureux, sujet à des spasmes (vaginisme). Il peut donner l'impression de dureté du chancre (chancre de la fourchette), bien que ce ne soit pas pathognomonique, car il y a des chancres petits, plats, parcheminés et presque souples ; — on peut, au contraire, ressentir le peu de constriction, la flaccidité des organes en ptoses.

Puis, l'état des *parois* sera perçu. Elles seront rugueuses dans certains cas, donneront, dans l'épithélioma, la sensation cartonnée caractéristique : on pourra y sentir des condylomes. Le vagin sera chaud, dans toute infection aiguë des organes génitaux ; il pourra être le siège d'écoulements leucorrhéïques, de fistules. La forme, la longueur seront appréciées. Quelquefois le toucher fera sentir un pessaire oublié, ou un tampon. On pensera à la possibilité du cloisement du vagin (fig. 28 et 29.)

Poussant plus loin les investigations, on sentira le *col* avec la pulpe de l'index, et on pourra apprécier sa direction (qui varie avec les déviations utérines), — ses dimensions, quelquefois exagérées (allongement hypertrophique), — sa forme en cône (sténose congénitale), en barillet (dans les vieilles métrites des femmes congestives), — sa consistance, plus ou moins dure, selon l'ancienneté de l'affection. On sentira l'impression de nodosité, en choux-fleurs dans l'épithelioma, — les « grains de plomb » caracté- ristiques des kystes folliculaires, — le velouté

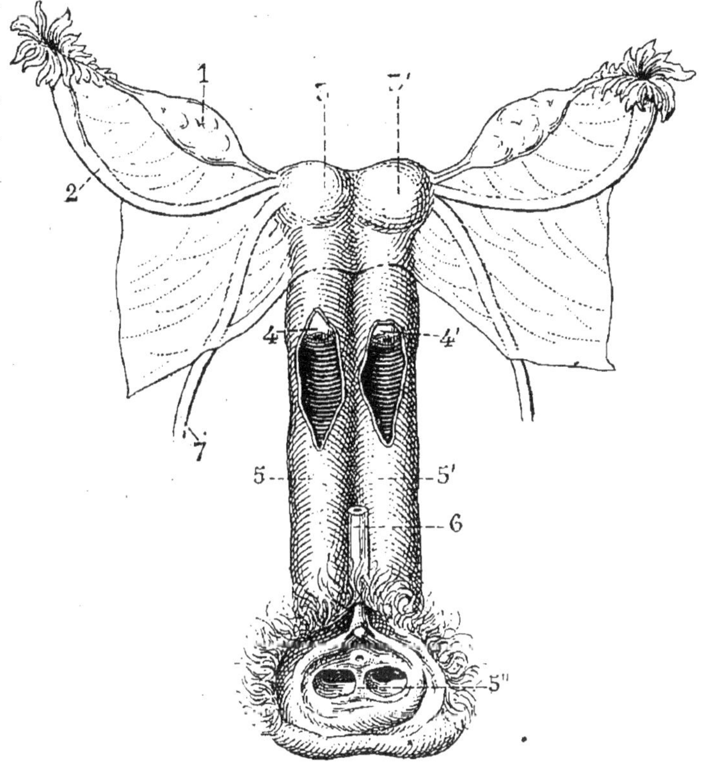

Fig. 28. — Utérus et vagin doubles accolés : 1, Ovaire ; 2, Trompe ; 3, 3', Utérus ; 4, 4', Col ; 5, 5', Vagin ; 6, Urètre ; 7, lig. ronds.

de la muqueuse en ectropion, — la mollesse spé- ciale de la grossesse, — la sensation d'organe déchiqueté que donne la métrite cervicale an- cienne.

Le *col normal* doit donner une sensation veloutée qu'on peut apprécier (dit-on !) en palpant l'extrémité du nez, après l'avoir enduit de vaseline.

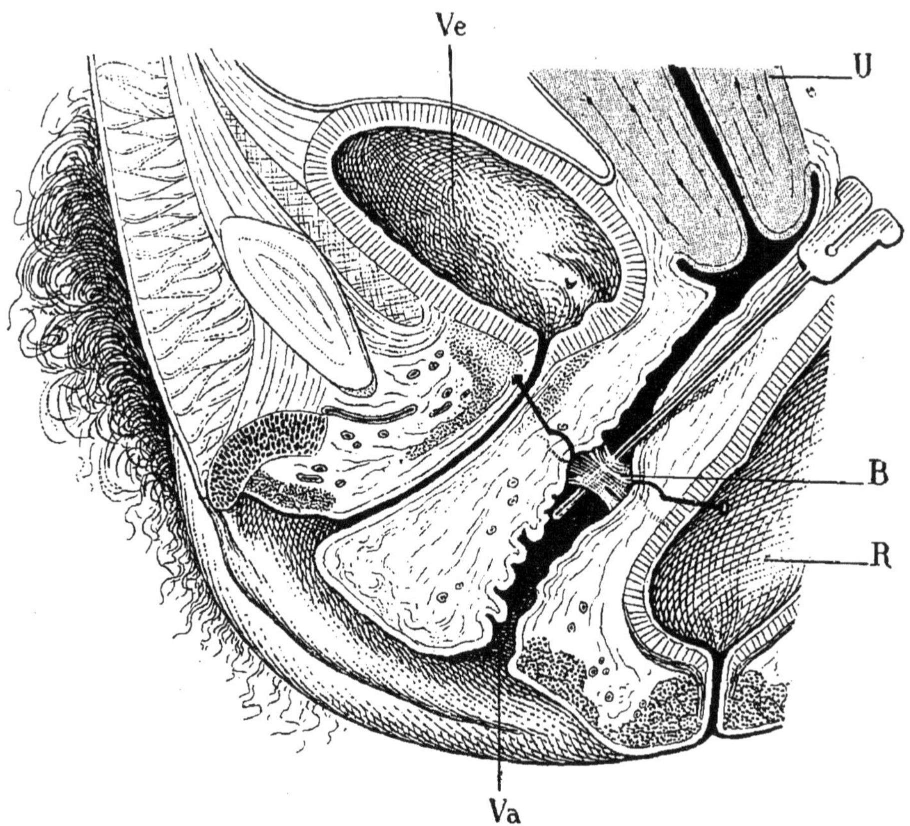

Fig. 29. — Cloisonnement du vagin par bride transversale : *Ve*, Vessie ; *U*, Utérus ; *Va*, Vagin ; *B*, Bride ; *R*, Rectum.

Ce n'est pas tout, on pourra apprécier les dimensions de l'*orifice du col*, dimensions assez grandes dans la fausse couche récente, les anciennes métrites, — puis la forme, l'état des lèvres, qui peuvent être arrondies, ou œdématiées et molles, donc une d'elles peut être effacée en bec de flûte. L'orifice est senti rond et puncti-forme, chez les nullipares, — ou à l'état de fente transversale, chez les multipares ; — dans la torsion de l'utérus, la fente est sentie obliquée dans une autre direction.

On peut apprécier une déchirure, et même faire pénétrer quelquefois le doigt jusqu'à l'orifice interne (fausse couche, — fin de la grossesse).

On pourra, enfin et avant tout, se rendre compte de la *mobilité et du poids de l'utérus* et de sa sensibilité.

*
* *

Normalement, l'utérus est senti dans l'axe du petit bassin, flottant entre la vessie et le rectum, sans adhérences (fig. 30 et 31).

On peut sentir l'organe déplacé en avant (antéversion ou antéflexion), — ou en arrière (rétroversion ou rétroflexion), — ou jeté latéralement, soit d'une pièce (latéro-version) soit avec une déviation (latéro-flexion).

L'organe peut être *fléchi*, au point que le col et le fond de l'utérus se touchent presque ; voilà pourquoi, pour bien saisir ces nuances, il est utile de savoir la situation normale de l'utérus.

Cet organe est situé sur un plan parallèle (ou à peu près) à l'axe du bassin ; il peut être *versé* au point que le col bascule, et est plus élevé que le fond de l'utérus. La matrice peut être attirée sur un plan supérieur par des adhérences, ou

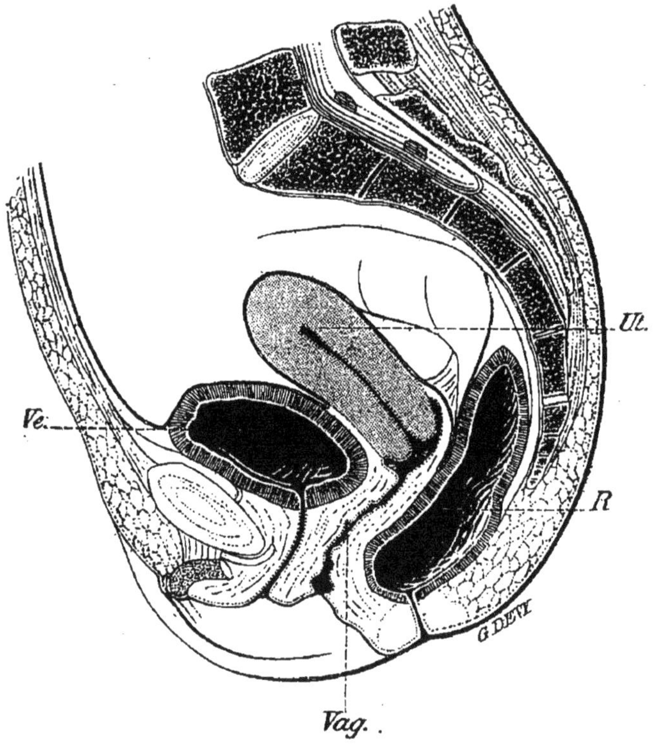

FIG. 30. — Situation de l'utérus normal (Schéma).

repoussée par une tumeur. Elle peut être déplacée en bloc sur la vessie, ou au contraire sur le rectum. On la trouve souvent atteinte de prolapsus, par suite de relâchement des ligaments suspenseurs, — ou parce qu'elle est repoussée en bas, par un kyste de l'ovaire volumineux — par l'hématocèle rétro-utérine. Dans les rétro-déviations, on perçoit le fond de l'utérus, remarquable à la sensation de dureté particulière et

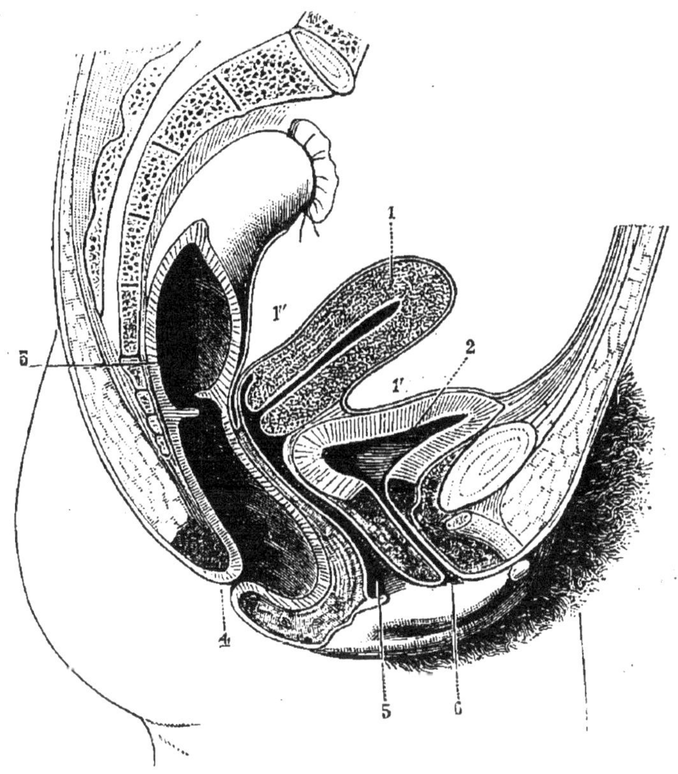

FIG. 31. — Situation de l'utérus normal: 1, Utérus ; 1', Culs de sac ;
2, Vessie ; 3, Rectum ; 4, Anus ; 5, Vagin ; 6, Urètre.

aux mouvements transmis au col. Le fibrôme de la paroi postérieure est plus dur, plus irrégulier dans ses bosselures.

On peut sentir aussi un ovaire prolabé, qui

donne l'impression d'une petite noix, quand il n'y a pas de salpingite, et, au contraire, une sensation de mollesse et de résistance, quand la trompe est prise. Cette trompe peut donner, selon son volume, l'impression d'une sangsue,

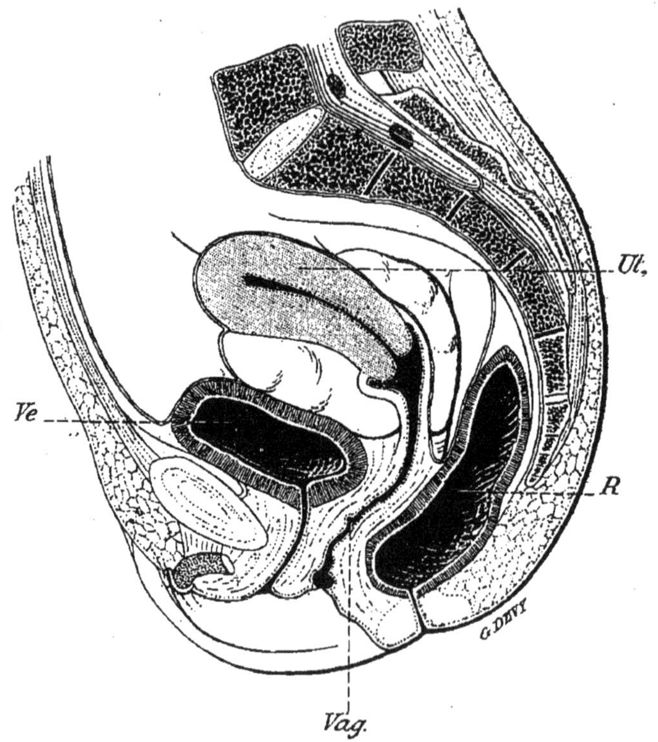

Fig. 32. — Utérus englobé par une tumeur (Schéma).

— d'un petit œuf, — d'une mandarine, — ou même d'une tête de fœtus, — ou quelquefois seulement l'impression d'un petit cordon.

Dans l'ascite, il y a de la fluctuation, sans

délimitations de tumeur. Le diagnostic est très difficile dans la grossesse extra-utérine et dans les tumeurs qui englobent l'utérus (fig. 32).

Si les ligaments larges sont indurés, le doigt rencontre plus ou moins de résistance. Les ligaments utéro-sacrés, quand ils sont pris, donnent la sensation de brides autour du rectum, organe qui, quelquefois, est enclavé dans des masses plus ou moins dures.

Enfin les renseignements les plus précieux, peut-être, que fournit le toucher, ce sont ceux que donnent les culs de sac — et surtout le *cul de sac postérieur* — ou cul de sac de Douglas. Ce cul de sac, concave en avant, est quelquefois une poche copulatrice, quand le col de l'utérus se porte en avant. A l'état normal, il est absolument souple ; le doigt n'y rencontre que la mollesse que donne la face interne des joues, quand on recherche une affection de la bouche. Il est bon de savoir, toutefois, qu'on peut sentir la présence de scybales accumulées dans le rectum, scybales qui ont pu en imposer avec une affection des annexes, mais qui, — caractères distinctifs, — ne sont pas douloureuses, et sont dépressibles sous le doigt.

Pour faire le toucher méthodique, on interroge, avec l'index droit, les culs de sac, le pouce étant dans la région du mont de Vénus, les autres doigts, repliés, étant placés dans le pli interfes-

sier. De la main gauche, on déprime, avec la
pulpe des doigts, la paroi abdominale, de façon
à présenter au doigt, mis dans le vagin, tous les
organes, les uns après les autres, utérus d'abord,
annexes ensuite. Normalement, on doit sentir la

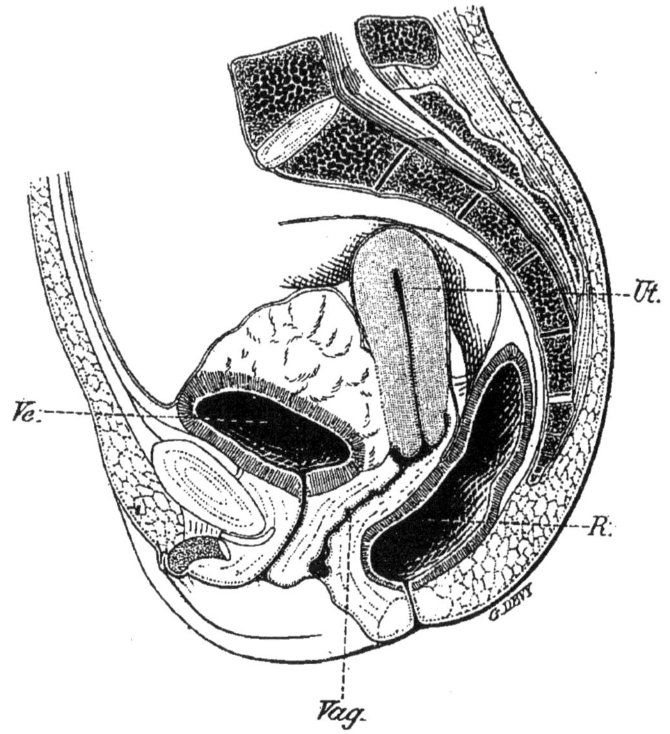

FIG. 33. — Utérus en retroposition.

face postérieure de l'utérus lisse, saine, indo-
lore. On peut sentir l'utérus en retroposition
(voy. fig. 33).

Les culs de sac donnent des sensations de
brides cicatricielles, dans les affections inflam-

matoires éteintes (paramétrite postérieure) et
anciennes, car les affections inflammatoires et

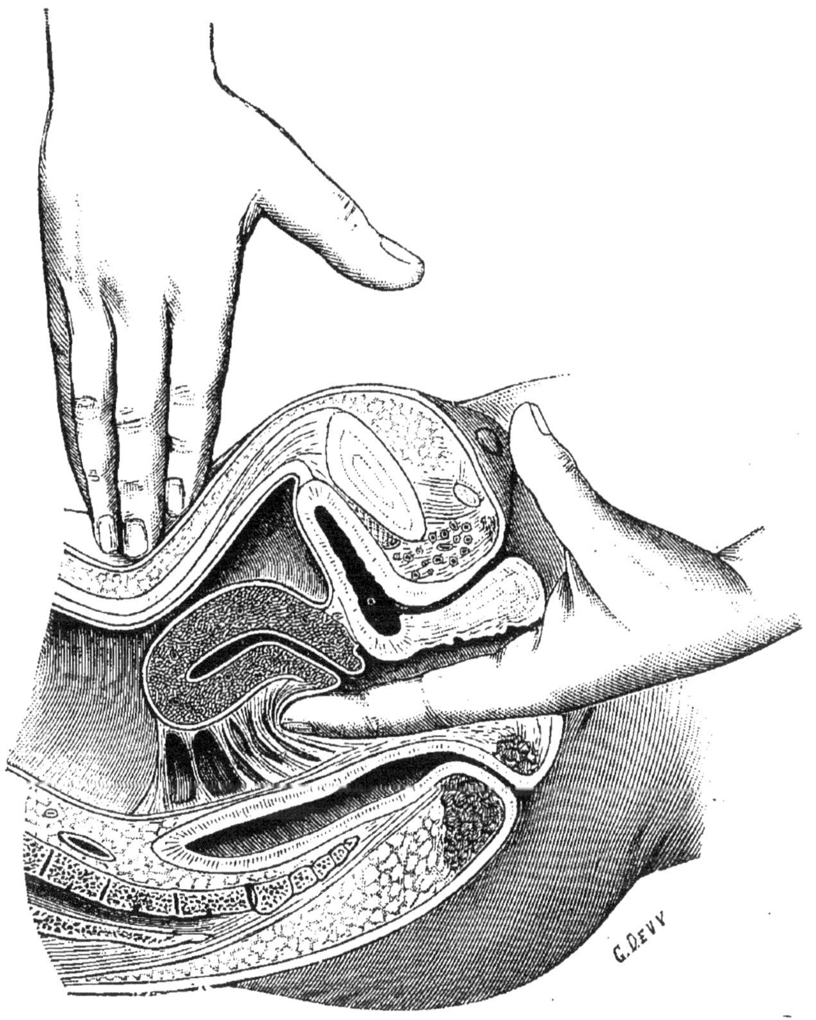

FIG. 34. — Brides dans le cul de sac postérieur.

l'hématocèle récente font bomber le cul de sac,
et donnent l'impression de plénitude en même

temps que la malade accuse une douleur vive
(voy. fig. 34).

Dans les affections anciennes, tout est éteint,
la douleur peu accentuée; il faut la chercher
avec le doigt, la faire jaillir. Enfin, il ne faut
pas oublier d'interroger le sacrum, le promon-
toire, qui peut être cause de rétrécissements du
bassin entraînant la dystocie.

*
* *

Il est rare que le *cul de sac antérieur* donne
des renseignements intéressants : la présence
d'un ovaire prolabé y est rare; on y rencontre,
plus fréquemment, des affections vésicales, des
tumeurs de la paroi postérieure de la vessie, le
fond d'un utérus antéversé, de la paramétrite
antérieure. Il est souvent douloureux dans toute
affection inflammatoire du petit bassin. On
recherchera, d'une façon toute spéciale, la face
antérieure de l'utérus (en arrière) et, en avant,
le bas fond de la vessie, l'extrémité (épaissie
ou non) des uretères.

*
* *

Dans les *culs de sac latéraux*, on pourra
percevoir des brides cicatricielles, — le prolapsus
tubo-ovarien, — les fibrômes de l'utérus, — les

latéro-flexions de l'organe. On y trouve moins de choses intéressantes que dans le cul de sac postérieur, car cette région, ainsi que son union avec le cul de sac latéral, sont le lieu d'élection où la loi de la pesanteur attire les collections

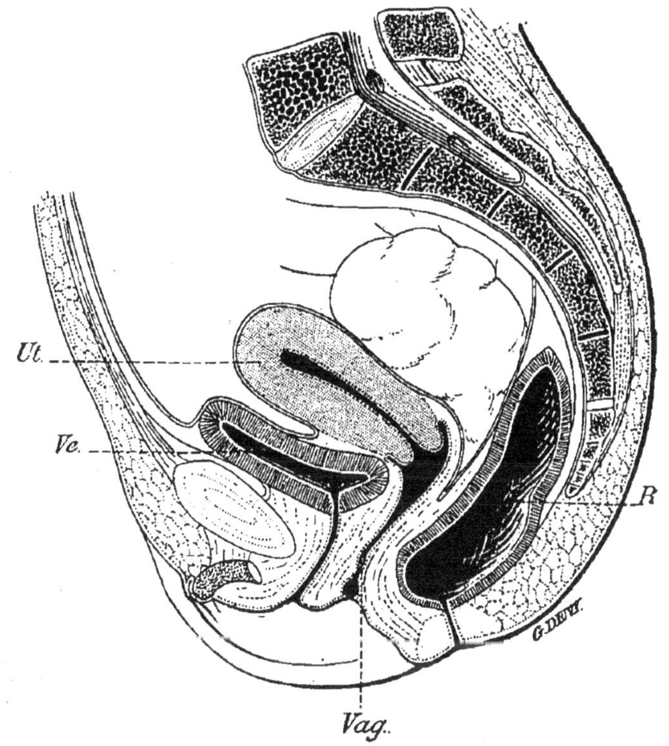

Fig. 34. — Tumeur dans le cul de sac de Douglas (Schéma).

ou les tumeurs pédiculées du petit bassin. Cependant, le cul de sac latéral permet de palper une tumeur utérine latérale et de sentir, dans certains cas, les annexes normaux. On y perçoit les tumeurs des trompes, qui, parce qu'elles sont trop petites, ou parce qu'elles ont contracté des adhérences, ne sont pas tombées dans le Douglas.

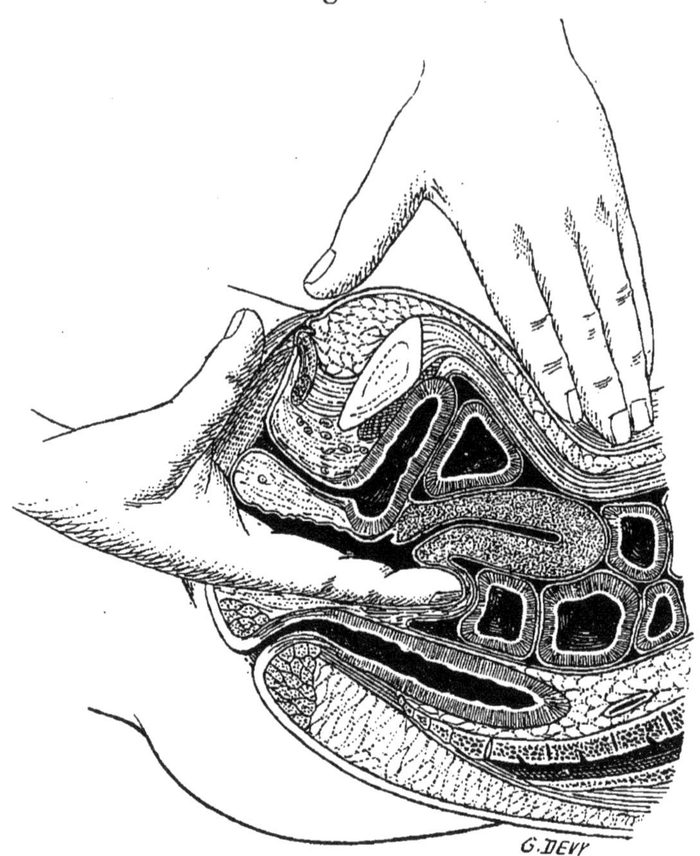

Fig. 35. — Toucher vaginal bi-manuel.

§ VI. — **TOUCHER BI-MANUEL**

Le toucher bi-manuel se fait avec la main droite pratiquant le toucher ordinaire vaginal, et la main gauche palpant l'abdomen. L'index est introduit dans le vagin et, quelquefois, pour faire un toucher plus profond, on introduit, à la fois, l'index et le médius, le pouce dans l'axe du Mont de Vénus, les deux autres doigts dans le sillon inter-fessier. La main gauche, — celle qui palpe l'abdomen, — doit avoir son axe dans l'axe des épines iliaques (voy. fig. 35).

Ce toucher sert à déterminer la situation de l'utérus et son volume, par le ballottement obtenu entre les deux mains, — à apprécier la souplesse des culs de sac et ce qu'ils contiennent — la mobilité de l'utérus, — la possibilité de la grossesse, — la douleur de la patiente.

On sentira le ballottement fœtal, — les bosselures des fibrômes, — la sensation de tumeur molle des grosses salpingites, — la sensation de cordon des trompes peu dilatées, — la dureté de l'ovaire kystique...

§ VII. — TOUCHER RECTAL, ABDOMINO-RECTO-VAGINAL, ABDOMINO-VÉSICO-VAGINAL

Le toucher *rectal* est utile pour faire le diagnostic de certaines affections rétro-utérines, difficilement abordables par le cul de sac de Douglas. Il est nécessaire d'avertir la malade de ce qu'on va lui faire, ce procédé n'étant pas fait pour ménager sa pudeur, et étant quelquefois très mal supporté. On fait donner un lavement, et il est bon de coiffer son doigt avec

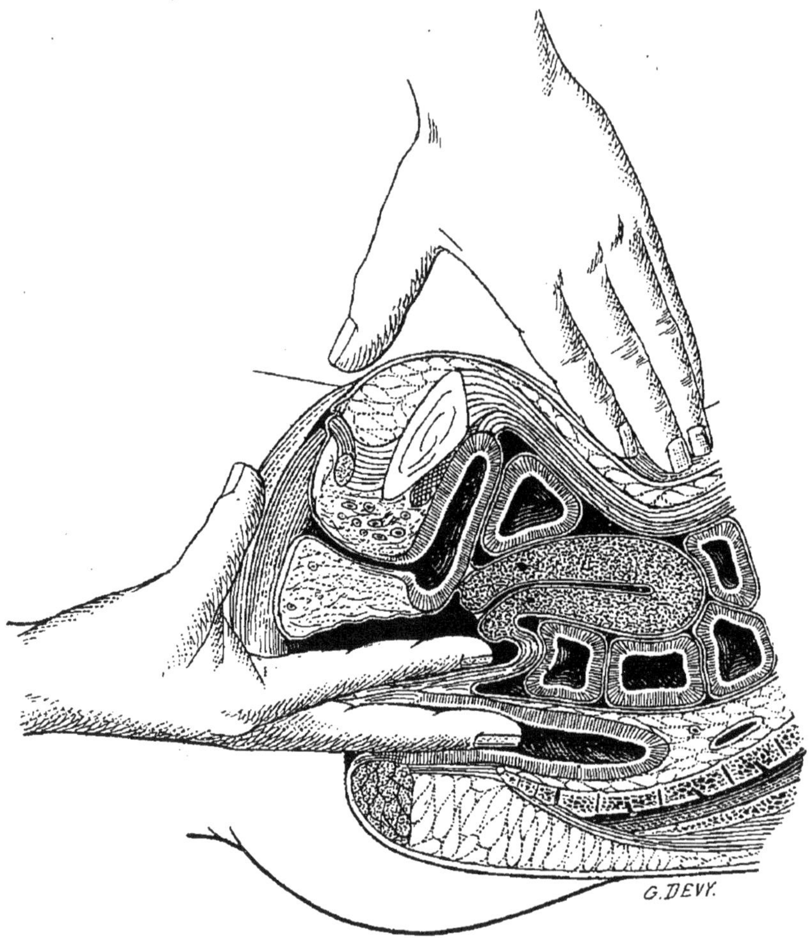

Fig. 36. — Toucher abdomino-recto-vaginal

un préservatif de caoutchouc, ce qui a pour but d'épargner au doigt le contact direct avec les matières fécales, et, quelquefois, un danger de contagion. Pour forcer le sphincter à s'ouvrir, il est bon d'engager la malade à pousser.

Tandis que le toucher vaginal doit être fait d'avant en arrière, le toucher rectal sera pratiqué d'arrière en avant.

Ce procédé permet de faire le diagnostic d'hémorroïdes, — de percevoir la douleur *exquise* d'une fissure, — de sentir un polype, un rétrécissement cicatriciel, néoplasique ou spécifique du rectum ; — on pourra percevoir, à travers la cloison rectale, le col ou le fond de l'utérus, les bosselures des fibrômes ou des annexes prolabés.

Le toucher rectal peut être pratiqué avec la main entière ; mais ce procédé est douloureux, et ne peut se faire que sous le chloroforme. Il peut être dangereux par la distension qu'il cause ; en tous cas, Simon recommande de le faire précéder d'une insufflation d'air.

On peut combiner ce toucher avec le palper abdominal, et même faire le toucher *abdomino-recto-vaginal*. Cette méthode consiste à palper l'abdomen de la main gauche, tandis que l'index de la main droite est placé dans le rectum, le pouce étant dans le vagin pour fixer le col ; — ou bien on place l'index dans le vagin et le doigt médius dans le rectum (fig. 36).

Quelquefois enfin, il est utile de faire le toucher *vésical* ; on ne pourra pas y avoir recours, sans avoir soin de dilater l'urètre, sous chloroforme, au moyen de bougies. Combiné avec le palper de la main gauche, ce procédé constituera le toucher *abdomino-vésical*.

§ VIII. — **SPÉCULUMS**

Nous en venons, enfin, à l'examen par le spéculum, procédé qui constitue un excellent moyen complémentaire de diagnostic, moins utile assurément que le toucher, mais indispensable pour le traitement des lésions constatées.

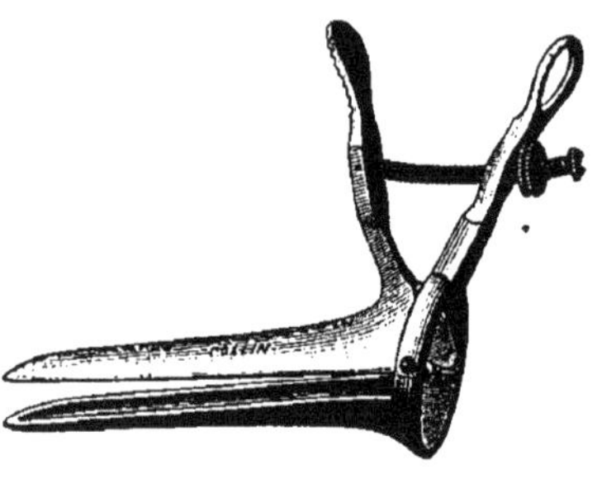

Fig. 36. — Spéculum de Cusco.

Il se fait plusieurs sortes de spéculum, et il est bon d'en avoir un assortiment de toutes les formes et de toutes les dimensions, selon les femmes que l'on a à examiner, ou plutôt selon les dimensions de leur vagin.

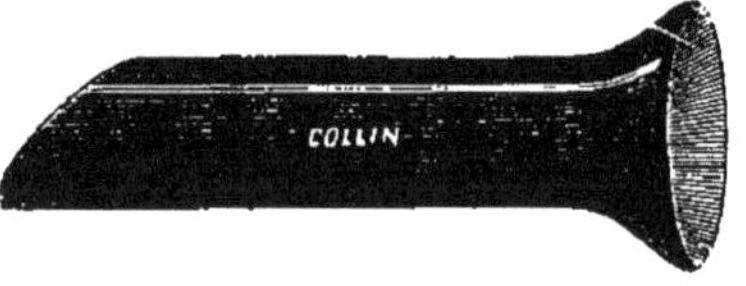

Fig. 37. — Spéculum de Fergusson.

Le spéculum de Cusco (voy. fig. 36) (le plus généralement employé); — celui de Fergusson (voy. fig. 37) (utile pour certains pansements, parce qu'il protège bien les parois vaginales) ; — celui de Collin (voy. fig. 38) (pour les femmes dont le vagin est large) ; — et les valves de Sims (voy. fig. 39) (pour les opérations gynécologiques sur le col), sont les plus employés.

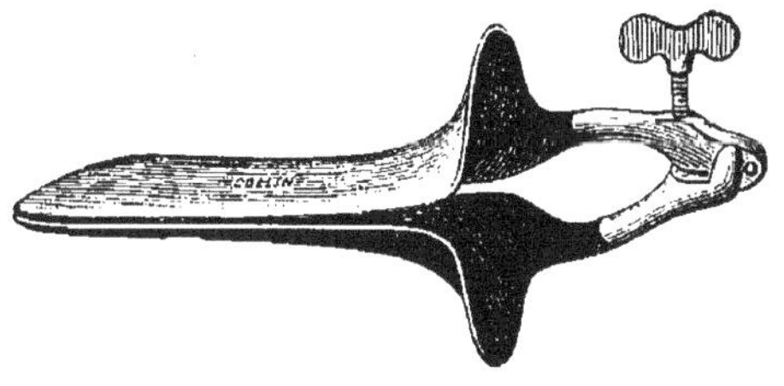

Fig. 38. — Spéculum de Collin.

Il est bon, cependant, de connaître quelques autres spéculums, dont on se sert moins, mais qui peuvent rendre certains services. Le spéculum à cuvette du Dr Vaucaire (voy. fig. 40), par exemple, qui permet l'écoulement des

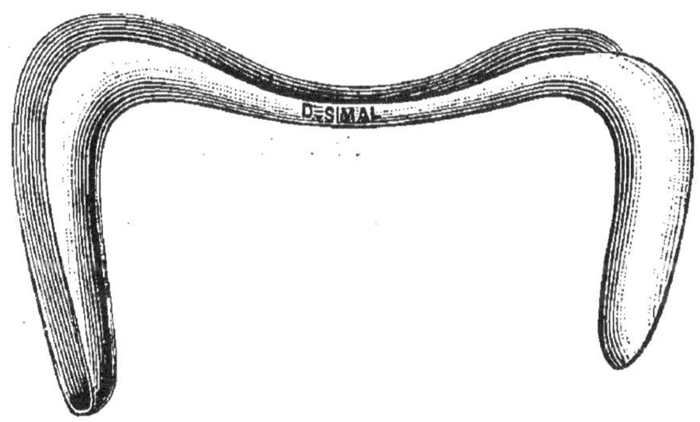

Fig. 39. — Valve de Sims.

liquides, — celui de Bouveret, à dilatation latérale (voy. fig. 41) — le spéculum pour vierges qui ressemble au spéculum pour nez, ou, d'autres fois, à un Cusco de petit modèle ; — le spéculum en bois, rarement employé, mais utile, parce qu'il est inattaquable par les caustiques. Tous ces instruments sont bons : aucun n'est parfait, mais les plus employés, — ceux qui doivent se trouver dans la trousse d'un praticien, — sont les trois premiers que nous avons indiqués.

Le spéculum est stérilisé, puis enduit de vaseline, et intro

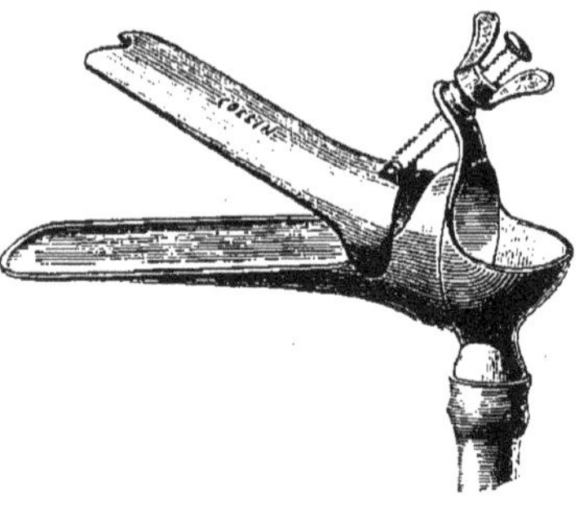

Fig. 40. — Spéculum du docteur Vaucaire.

duit, avec précaution, sans blesser la malade.

Il permet de reconnaître la direction du

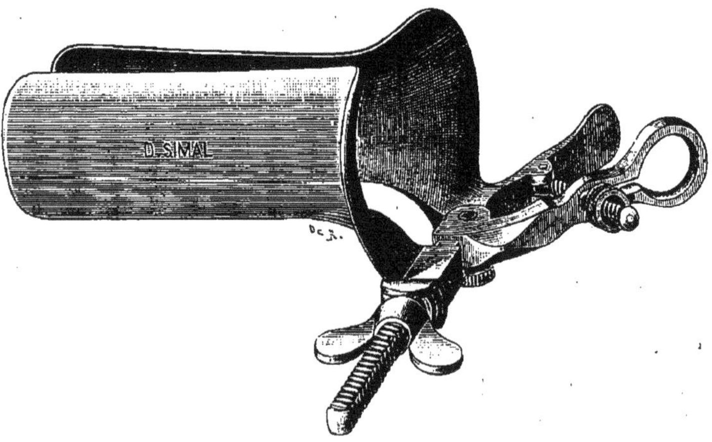

Fig. 41. — Spéculum de Bouveret, à dilatation latérale.

col, qui, en effet, est quelquefois très difficile à saisir dans les déviations de l'utérus. On peut se rendre compte de son volume, — de sa consistance, — des bosselures qu'il présente, — des ulcérations, ou des productions hypertrophiques dont il est le siège ; — on constate l'état des sécrétions, et il est quelquefois nécessaire de *traire le col*, avec les valves du spéculum, pour les faire apparaître. On se rendra compte de la forme de l'orifice, — de sa couleur, — des érosions ou des kystes glandulaires qu'il peut présenter ; — on notera la teinte violacée du début de la grossesse. Quelquefois, la vue permettra de reconnaître un chancre du col — toujours possible — que le doigt n'aura pas dévoilé.

Il peut y avoir stérilité congénitale, s'il est

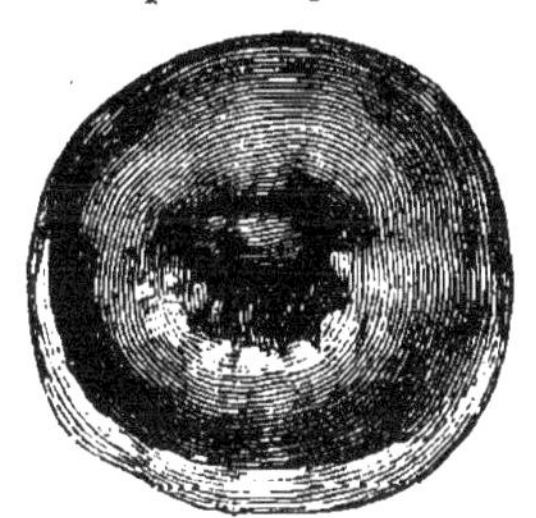

Fig. 42. — Orifice du col avec ectropion de la muqueuse.

long, conique, d'orifice petit ; — si la stérilité vient, au contraire, d'applications de caustiques, il est rigide, cicatriciel. — L'ouverture du col est ronde et petite chez les nullipares, large et fissurée, chez les multipares.

On pourra voir la fente du col, qui est en général transversale, mais peut présenter une toute autre direction, s'il y a torsion de l'utérus. S'il y a déchirure du col, la déchirure peut être unie, ou bi-latérale, ou constituer une véritable lacération. Elle est antérieure, ou postérieure, étoilée, etc.

Il est mou et gélatineux dans la grossesse, velouté dans les érosions du museau de tanche et l'ectropion (voy. fig. 42). — S'il présente des irrégularités et des petites bosselures, c'est souvent qu'il est porteur d'*œufs de Naboth*, ou kystes glandulaires (voy. fig. 43); — si les irrégu-larités donnent l'ap-parence d'un chou-fleur, il faudra soup-çonner le cancer. Il est gros et violacé chez les femmes con-gestives, qui portent de gros utérus.

Enfin, on pourra obtenir des rensei-gnements de l'examen pratiqué avec le *spé-culum intra-utérin*.

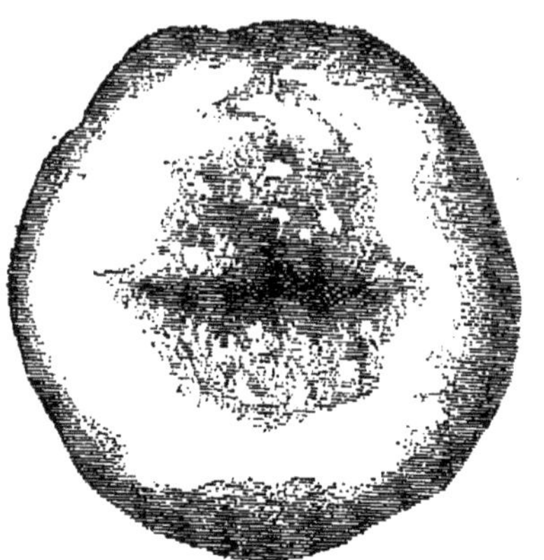

Fig. 43. — Col de l'utérus et kystes glandulaires.

Cet examen est long à faire, et demande une dilatation préalable, avec un des nombreux dilatateurs inventés, celui de Collin (fig. 44), de Buch et Huguier (fig. 45) ou autres, (fig. 46) ou avec les bougies d'Hégar, ou les laminaires.

Une fois la dilatation faite, on emploie le spéculum intra-utérin (fig. 47), qui permet de juger de l'état des parois de l'utérus, des végé-tations qui s'y trouvent, des endroits qui sai-gnent, mais ce n'est pas d'un secours précieux

dans tous les cas, et cela peut être un procédé
dangereux s'il n'est pas pratiqué avec toutes

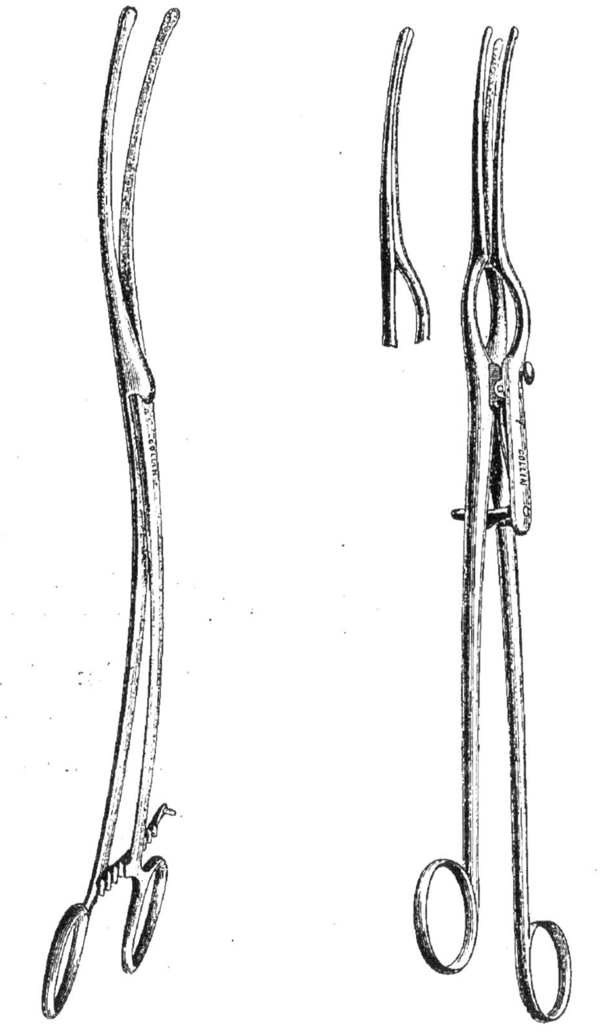

Fig. 44. — Dilatateur
de Collin.

Fig. 45. — Dilatateur de Buch
et Huguier.

les règles de l'antisepsie, et si la malade est atteinte d'affections aiguës des annexes.

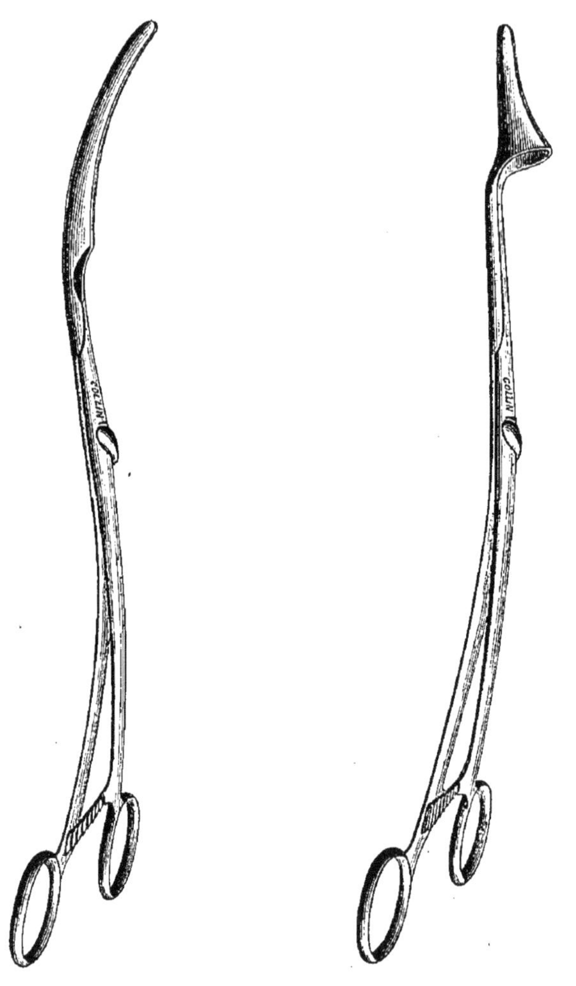

FIG. 46. — Dilatateur intra-utérin.

FIG. 47. — Spéculum intra-utérin.

Archambault. — 5

§ IX. — **HYSTÉROMÈTRE**

L'hystéromètre est un instrument qui sert à faire le cathétérisme de l'utérus, — soit pour mesurer la profondeur de sa cavité, — soit pour voir sa direction.

On le fait, soit en baleine, soit en caoutchouc mou, soit en cuivre, soit en argent. On se sert, ou bien de l'hystéromètre

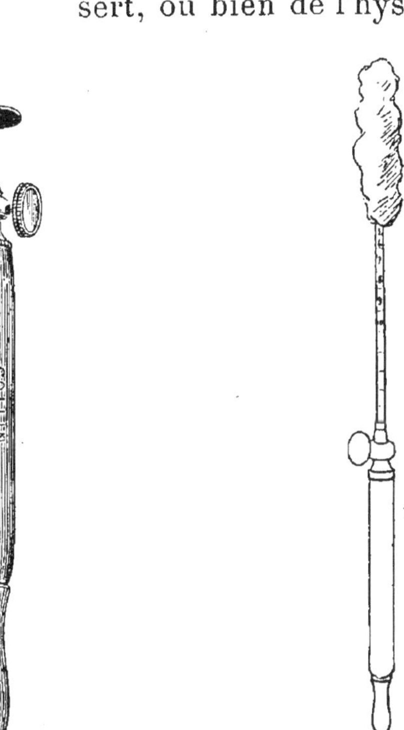

FIG. 48. — Hystéromètre.
de Valleix.

FIG. 49. — Hystéromètre
(quand on s'en sert pour pansements.)

de Trélat, qui est le plus simple, ou de celui de Valleix, qui n'est qu'une modification du précédent, mais avec curseur (fig. 48), ou de celui de Sims, malléable, en argent. L'hystéromètre de Nonat est en baleine. Tous rendent service, comme moyen de pansement (fig. 49).

L'hystéromètre donne des renseignements utiles en gynécologie. Il permet de se rendre compte de la dimension de la cavité utérine (agrandie dans les fibrômes), — de sa direction (deviée dans les flexions utérines), — de l'état de perméabilité du col. Mais il est absolument *contre indiqué* de s'en servir pendant les règles, ou durant une poussée inflammatoire aiguë. On ne s'en servira pas non plus dans le cancer de l'utérus, parce qu'on peut avoir des hémorrhagies. Enfin, il est une recommandation qui se passe de commentaires, c'est de toujours s'informer de la date des dernières règles, et de bien envisager la possibilité d'une grossesse qu'une malade cherche souvent à dissimuler.

C'est dans l'hystérométrie qu'on doit pratiquer le plus les règles de l'antisepsie ; la manœuvre sera donc précédée d'un flambage soigneux des instruments et d'une désinfection parfaite du vagin. Pour noter les dimensions de la cavité utérine, on a recours à la graduation en centimètres, qui est faite sur la tige de l'instrument et du curseur qui y est adjoint ; on lui donne une courbe que l'on suppose appropriée à la direction de l'utérus, et on l'introduit doucement, — sans force, — après l'avoir enduit de vaseline antiseptique.

L'hystérométrie permet de se rendre compte de plusieurs points :

a) D'abord, de la *position* de l'utérus, position antérieure dans les anté-déviations,—postérieure dans les rétro-déviations, — latérale, dans les latéro-déviations, — et de la difficulté qu'il y a à l'introduire, quand la flexion forme un coude un peu accentué ;

b) Puis du *rétrécissement* de l'orifice cervical, dans certains cas, de l'état de sténose du col, sténose qui peut porter sur l'orifice interne ou sur l'orifice externe ;

c) La *longueur* de l'utérus vient s'ajouter comme renseignement : il est augmenté dans la subinvolution,—dans l'hypertrophie,—l'endométrite (quelquefois), — dans les fibrômes sousmuqueux et interstitiels, —dans les polypes, — dans le prolapsus. Il est diminué dans l'utérus sénil ;

d) On peut se rendre compte aussi du *contenu* de l'utérus, — des caillots qui peuvent y séjourner, des débris placentaires ;

e) Puis sa *mobilité* sera reconnue. Peu accusée dans les adhérences que laisse la pelvipéritonite, dans les tumeurs péri-utérines de quelque volume, dans les fibrômes; elle est, au contraire, accentuée dans les versions dues au relâchement des ligaments, chez les femmes qui ont des organes en ptoses;

f) L'hystérométrie permet, en outre, de noter la fragilité de la *muqueuse utérine*, qui saigne facilement dans l'endométrite et donne de la douleur. C'est un procédé d'ailleurs peu recommandable, et sur lequel il est inutile d'insister;

g) Enfin, — si la femme est suffisamment maigre, — on pourra, par l'hystérométrie et le palper combinés, apprécier l'*épaisseur* de la paroi utérine, déduction faite de la peau et de la paroi musculaire.

⁎⁎

Tels sont les services que peut rendre l'hystéromètre; à côté de cela, il existe des *dangers* dans son emploi.

C'est d'abord l'*avortement*, si le médecin n'est pas prudent et méfiant, — puis la *perforation*, si l'utérus a été rendu flasque par un avortement récent, ou par une endométrite ancienne. Cet accident n'arrive guère que si l'examen a été fait avec brutalité, mais il a été signalé. On peut produire une *déchirure* de la muqueuse, déchirure qui saigne et est douloureuse, et peut ouvrir la porte à l'*infection*, car l'infection est

le gros danger de l'hystérométrie, si l'antisepsie
la plus parfaite n'a pas été apportée à l'examen.
Enfin on a signalé un état de *schock*, qui peut
amener le collapsus, ou la syncope.

*
* *

Nous avons exposé les divers moyens d'ex-
ploration qui constituent l'*examen gynécolo-*

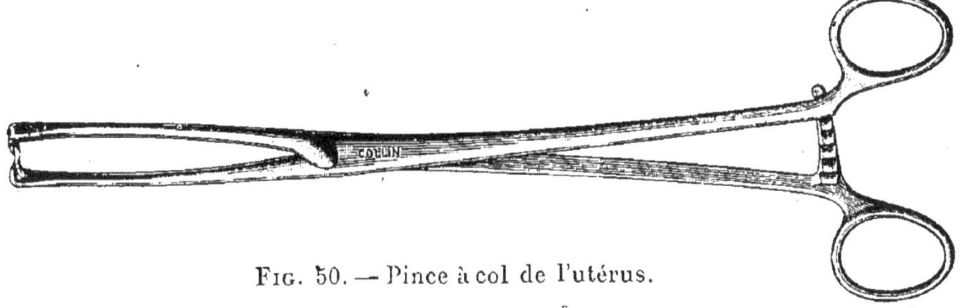

Fig. 50. — Pince à col de l'utérus.

gique. Leur emploi méthodique permet d'arriver
la plupart du temps au diagnostic. Il en existe
d'autres, qui pourront trouver leur emploi dans

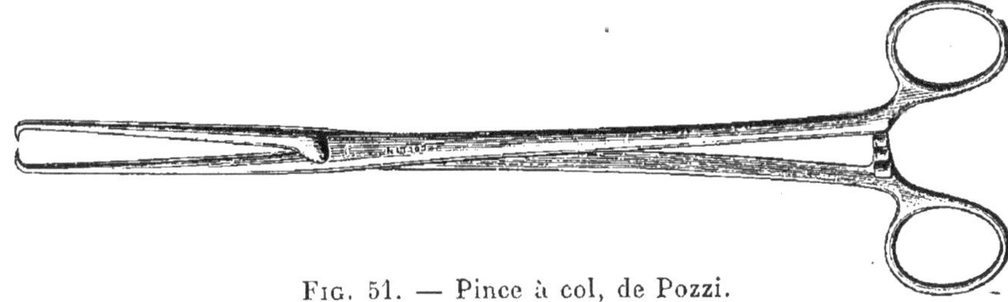

Fig. 51. — Pince à col, de Pozzi.

des circonstances déterminées, mais rarement.
Telles sont, par exemple, la *dilatation de l'urètre*
sous le chloroforme, — le *râclage de la cavité*

utérine et l'examen histologique de la muqueuse, — l'*abaissement forcé de l'utérus*, moyen douloureux et d'un emploi restreint, qui ne peut s'obtenir que sous chloroforme, au moyen d'une pince à col (fig. 50), pince de Museux ou pince tire-balle de Pozzi (voy. fig. 51), et devient dangereux, quand il y a des inflammations péri-utérines.

Le *spéculum rectal* pourra quelquefois être utilisé, ainsi que la *ponction exploratrice*.

La *mensuration* de l'abdomen et du bassin sera d'un emploi plus justifié.

Mais nous n'avons pas eu l'intention de faire un traité complet, mais seulement un petit *manuel pratique*, qui permette aux débutants ou aux médecins, peu familiarisés avec la gynécologie, de s'y reconnaître. Dès lors à quoi bon indiquer des procédés qu'un chirurgien d'hôpital, très occupé, n'emploie que rarement ! Il nous a paru plus utile pour le praticien, — et moins nuisible pour la malade, — de nous cantonner dans l'étude de procédés que tout praticien peut et doit faire au lit du malade, ou dans son cabinet, procédés qui permettent d'arriver sûrement au diagnostic.

GYNÉCOLOGIE CLINIQUE [1]

DÉCHIRURE DU PÉRINÉ

CE DONT SE PLAINT LA MALADE : D'avoir eu, *autrefois*, un traumatisme (chute à califourchon), ou, plus généralement, une déchirure, au moment d'un accouchement. *Actuellement*, de sentir de la *pesanteur*, quand elle est debout, ou qu'elle fait un effort, — ou même d'avoir de l'*incontinence* des gaz et des matières — ou même de laisser échapper toutes ses matières. — Très souvent névropathe.

EXAMEN CLINIQUE : *a)* déchirure incomplète. La partie postérieure de la vulve est déchirée. La vulve est élargie. — *b)* déchirure complète : le sphincter anal est rompu ; l'anus et la vulve communiquent. — *c)* déchirure totale

(1) Nous n'avons l'intention de résumer ici que ce qui intéresse le médecin praticien. — D'ailleurs nous n'avons traité que les affections les plus courantes.

du périné à la cloison recto-vaginale. Cloaque. *Conséquences* : Prolapsus vaginal : cystocèle ; rectocèle. Prolapsus de l'utérus. Métrite. *Coïncidences* : Rein mobile. Entéroptose. Entérocolite.

FISTULES RECTO-VAGINALES

CE DONT SE PLAINT LA MALADE : Ou bien elle dit s'être vue toujours dans cet état *(fistules congénitales)*, — ou bien elle accuse une affection de la cloison recto-vaginale ayant fait brèche, — abcès, — hématocèle suppurée, — corps étrangers du vagin, — cancer du rectum : (c'est la *fistule spontanée)*; — ou bien il y a eu accouchement, avec déchirure périnéale, ou perforation de la cloison, par compression prolongée de la tête *(fistule obstétricale)*; — ou, enfin, il y a eu une chute à califourchon, ou une opération, soit dans l'hystérectomie, soit des manœuvres de dystocie. On a alors la *fistule traumatique.*

EXAMEN CLINIQUE : Le symptôme dominant est le *passage des matières fécales* et des gaz, qui se fait d'une façon constante, ou intermittente, selon les dimensions de la fistule.

L'*examen local* décèle la fistule ; on peut, si l'orifice est petit et s'il y a doute, recourir à l'introduction d'un stylet qu'on sent dans le rectum, — ou à l'injection, dans le rectum, de lait qu'on voit refluer dans le vagin.

Vulvite et vaginite concomitantes dues à la présence des matières fécales.

FISTULES ENTÉRO-VAGINALES

CE DONT SE PLAIGNENT LES MALADES : D'avoir, *autrefois*, subi l'hystérectomie, opération au cours de laquelle l'intestin peut être pincé, — d'avoir eu un accouchement avec déchirure, — ou, plus rarement, d'avoir eu une affection du cul de sac de Douglas, (kyste, grossesse extra-utérine), s'étant ouverte à la fois dans l'intestin et le vagin. — *Actuellement*, elle se plaint d'avoir un *écoulement de matières* plus ou moins digérées, selon la portion d'intestin qui est anastomosée ; — de perdre des gaz — et d'avoir, par l'anus, d'autant moins de selles qu'elle en a par le vagin.

EXAMEN CLINIQUE : Au fond du vagin, on voit un *pertuis* par où sortent les gaz et les matières, pertuis caché quelquefois par un pli. — Le stylet et le lavement de lait prouveront qu'il y a, — ou qu'il n'y a pas, — communication avec le rectum.

ANTÉVERSION (voy. fig. 52).

CE DONT SE PLAINT LA MALADE : D'avoir eu, *autrefois*, un accouchement pénible, suivi, généra-

lement, d'infection — ou une métrite chronique,
— ou des symptômes de paramétrite postérieure.
— *Actuellement*, elle se plaint de gêne, — de
pesanteurs dans le bas-ventre, — d'envies fréquentes d'uriner, — et, quelquefois, de ténesme

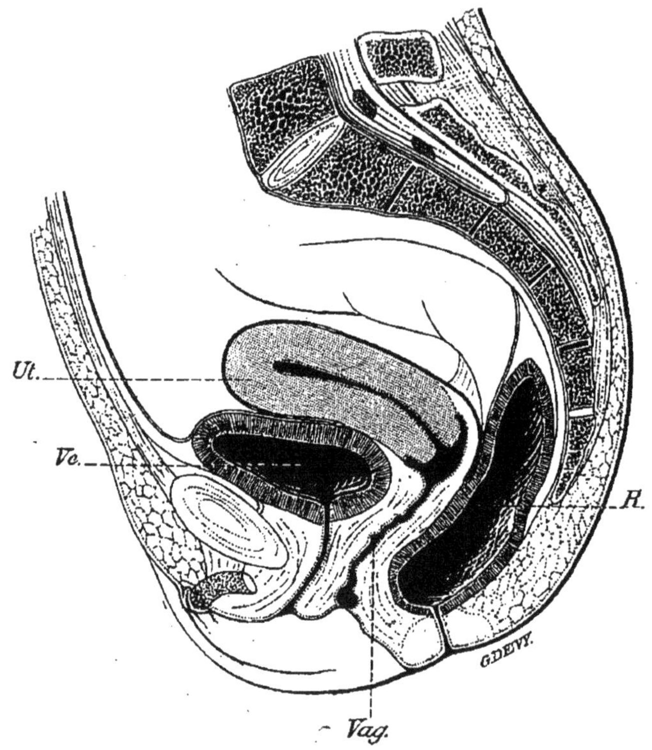

Fig. 52. — Utérus en antéversion (schématique).

rectal. La marche est difficile. La malade est
quelquefois névropathe.

EXAMEN CLINIQUE : Le *col* de l'utérus est situé
profondément en arrière, près du sacrum ; le
fond est derrière le pubis ; l'organe est très

mobile, et l'*hystérométrie* difficile en raison de la situation du col. En raison de sa position nouvelle, il semble que l'organe est agrandi.

ANTÉFLEXION (voy. fig. 53).

CE DONT SE PLAINT LA MALADE : Mêmes choses

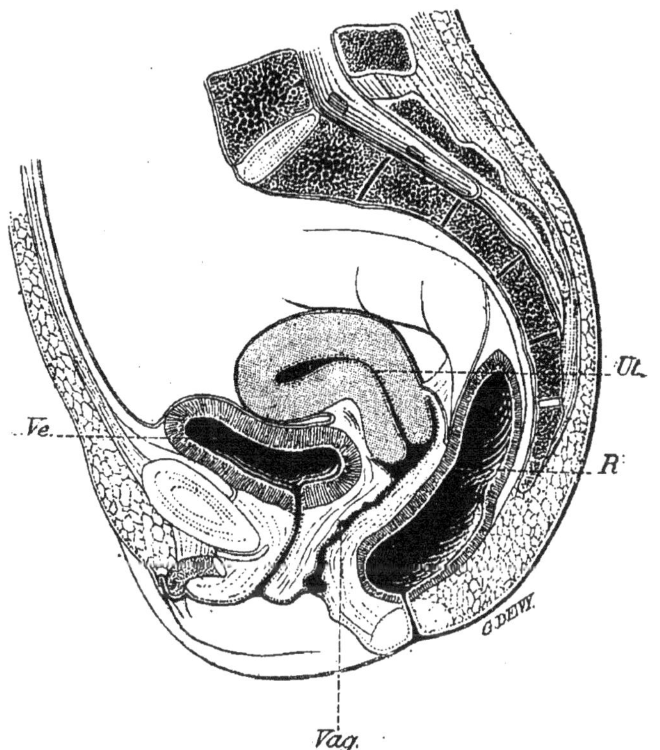

FIG. 53. — Utérus en antéflexion (schématique).

que pour l'antéversion. — Mais l'antéflexion étant souvent congénitale, la malade accuse des souffrances depuis très longtemps, depuis la puberté en général (règles), et se plaint de deux choses : de *règles* douloureuses et irrégulières (généralement avant), et de *stérilité*.

EXAMEN CLINIQUE : Le *col* regarde en avant, le *corps* aussi ; entre les deux il y a un *sillon* où le doigt entre ; — dans l'antéflexion congénitale il y a souvent un utérus infantile.

RÉTRODÉVIATIONS (voy. fig. 54 et 55).

CE DONT SE PLAINT LA MALADE : Ou bien l'affection est *congénitale*, ou l'affection est *acquise*, et alors la malade accuse souvent, dans ses antécédents, de l'infection utérine (puerpéralité- métrite). — S'il s'agit de la rétroversion de l'utérus gravide, il y aura des symptômes de grossesse concomitants (accidents d'enclavement vers le 4º mois). — Si la malade est âgée, elle accusera en même temps des symptômes de prolapsus et de ptoses (rétrodéviations séniles). *Actuellement*, elle accusera des symptômes rarement brusques (efforts, vomissements), — en général progressifs — douleurs lombaires — pesanteurs à l'anus, — douleurs à la défécation et à la miction. — Menstruation longue, fréquente, douloureuse, — stérilité fréquente, — avortement possible.

Elle présente des *réflexes génitaux*, toux, né-

vralgies, points hystérogènes ; elle est dyspepti-
que, quelquefois hystérique.

EXAMEN CLINIQUE : Le doigt sent dans le cul
de sac de Douglas une *tumeur* se continuant
avec le col, — ou bien en ligne droite (rétrover-

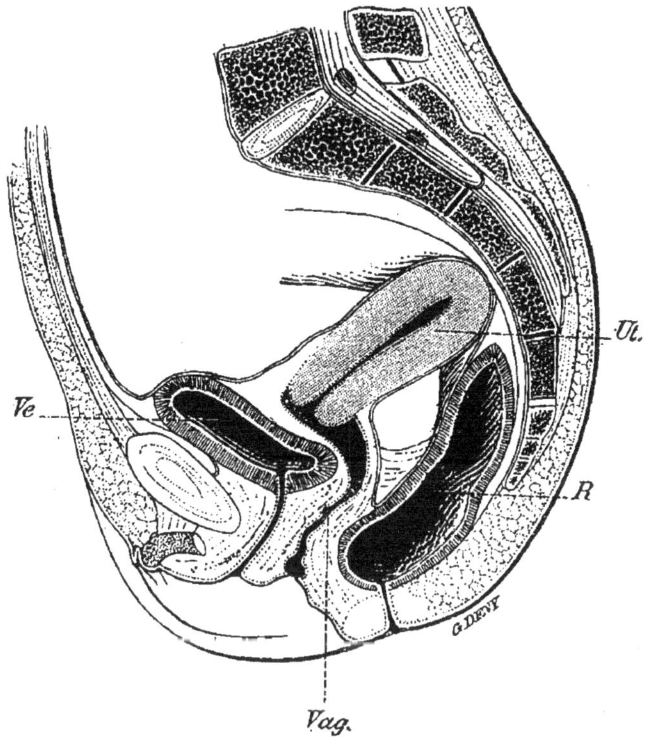

FIG. 54. — Rétroversion (schématique).

sion), (voy. fig. 54) — ou bien avec un angle de
flexion (rétroflexion) (voy. fig. 55). Cette tumeur
est moins sensible qu'un ovaire prolabé. — Le
col, entr'ouvert, regarde en haut (rétroversion)
ou en avant (rétroflexion). — *L'hystéromètre*

donne une courbure — on peut sentir des reliquats d'annexites — ou des brides, reliquats d'infection, — ou une tumeur de la face anté-

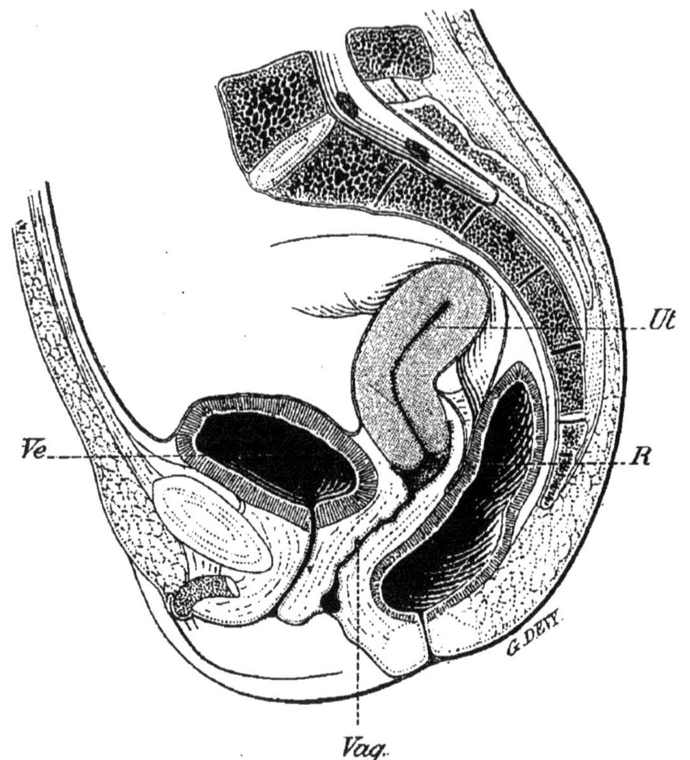

Fig. 55. — Utérus en rétroflexion (schématique).

rieure qui fait basculer l'organe. Ce sont ces signes cliniques qui rendent une rétrodéviation plus ou moins mobile.

INVERSION UTÉRINE (voy. fig. 56).

CE DONT SE PLAINT LA MALADE : La malade vous

apprend qu'elle porte des *fibrômes* depuis quelque temps, et vient de subir un examen, au cours duquel le chirurgien a fait des tractions un peu fortes. — Ou elle vient d'*accoucher*, le cordon était un peu court, l'utérus un peu inerte, et des tractions un peu énergiques ont été faites

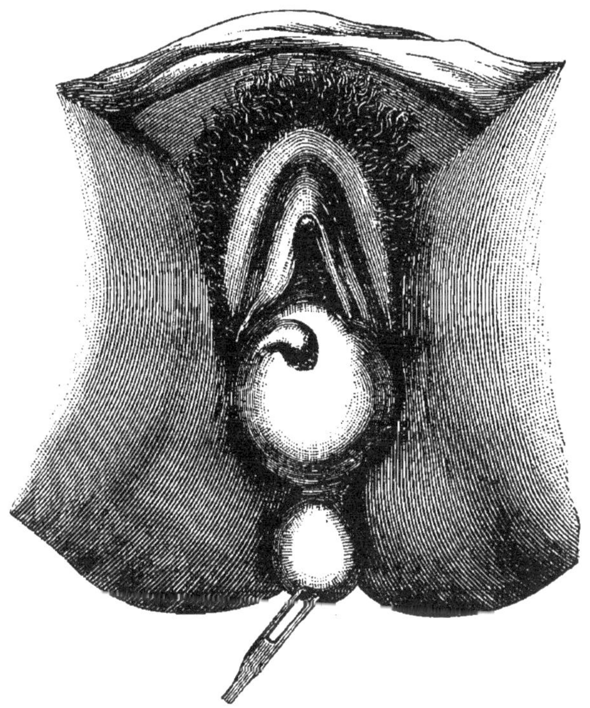

Fig. 56. — Inversion de l'utérus.

sur le placenta. Elle se plaint d'une *douleur* subite, en général, et perd plus ou moins de sang.

Examen clinique : Le doigt sent, dans le vagin, une tumeur dure, lisse, avec un *sillon entre le col et la tumeur*. — La main qui palpe ne sent pas l'utérus dans le bassin. — On aperçoit deux pertuis qui sont l'orifice des trompes.

PROLAPSUS UTÉRIN (voy. fig. 57)

Ce dont se plaint la malade : D'avoir une pro-

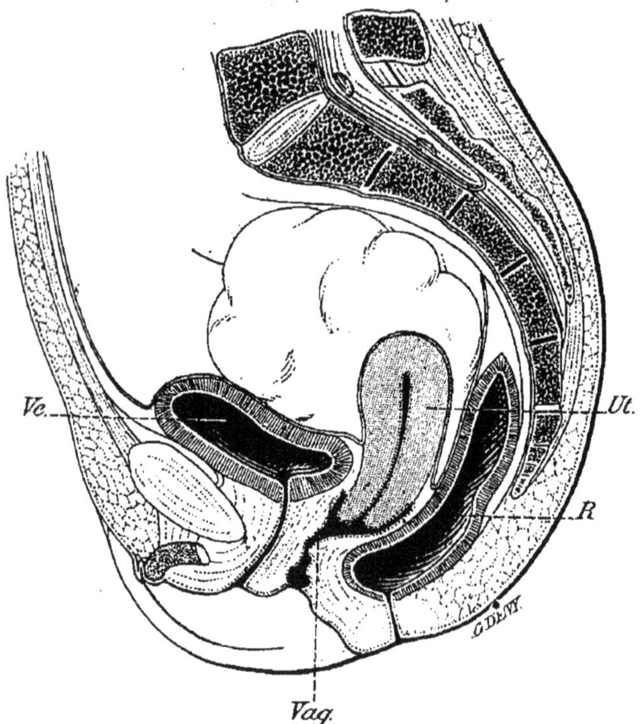

Fig. 57. — (Schématique) Prolapsus de l'utérus (1er degré)
(par tumeur de l'ovaire.)

fession pénible, — ou des grossesses répétées, — des accouchements ayant déterminé des déchirures ; elle avoue souvent s'être levée trop tôt

Archambault. — 6

après ses accouchements. Quelquefois, elle se plaint d'un *début brusque*, survenu dans l'effort ou le vomissement.

Elle dit avoir des sensations de *pesanteur*, — de la difficulté à marcher ou à soulever des fardeaux, — d'avoir des *urines troubles* et sentant souvent mauvais, — d'uriner tout le temps. Elle accuse des varices, des hémorroïdes (souvent),

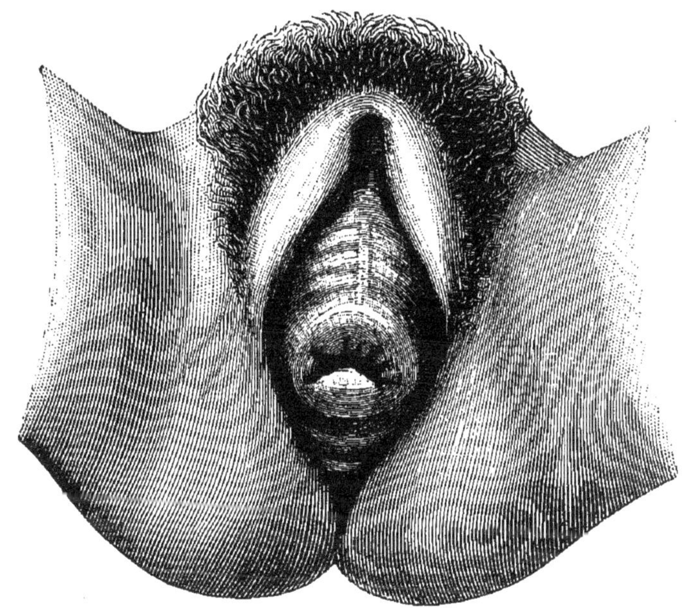

FIG. 60. — Prolapsus utérin (3e degré).

et porte quelquefois une éventration. Elle dit, enfin, — et c'est surtout pour cela qu'elle vient consulter, — avoir *quelque chose qui lui descend* entre la vulve, et avoir un peu d'écoulement depuis ce moment-là. Joints à cela, tous les symptômes de la neurasthénie utérine.

Examen clinique : Dans le 1ᵉʳ degré, le col est un peu bas, et s'abaisse avec l'effort (voy. fig. 57) et, quelquefois, le prolapsus est dû à une tumeur située au-dessus de l'utérus ; — dans le 2ᵉ, il tombe à la vulve ; — dans le 3ᵉ, il la dépasse ; l'utérus est hypertrophié, entraîne la vessie inversée, et présente un col, dont les lèvres sont effacées (voy. fig. 58). — On voit les *plis transversaux* du vagin. La muqueuse est cuticusée. Il y a généralement un allongement hypertrophique du col, et une vessie qui, par tiraillements, est en bissac.

MÉTRITE CERVICALE

Ce dont se plaint la malade : Généralement la malade, dans sa vie génitale, se plaint d'un accouchement suivi d'*infection*, ou d'écoulements ayant eu le coït pour origine (*infection gonococcique*). — Elle avoue quelquefois des *abus de coït*, ou se plaint de la longueur du *pénis* de son conjoint. Elle *souffre* pendant le coït, et même spontanément, dans la région lombaire, dans la fosse iliaque et à l'hypogastre (douleur sourde) — et se plaint d'une *leucorrhée* plus ou moins abondante. Les *règles* sont abondantes et douloureuses, — les *mictions* douloureuses, la *défécation* aussi. Des *symptômes réflexes* du côté du larynx (toux) — du cœur (palpitations) — des nerfs (névralgies) sont notés.

EXAMEN CLINIQUE : On remarque souvent de l'intertrigo des cuisses, dû à la leucorrhée. L'*utérus* est gros, sensible, mais mobile. — Le col, entr'ouvert, quelquefois en ectropion (voy. fig. 59), présente des érosions, quelquefois une dé-

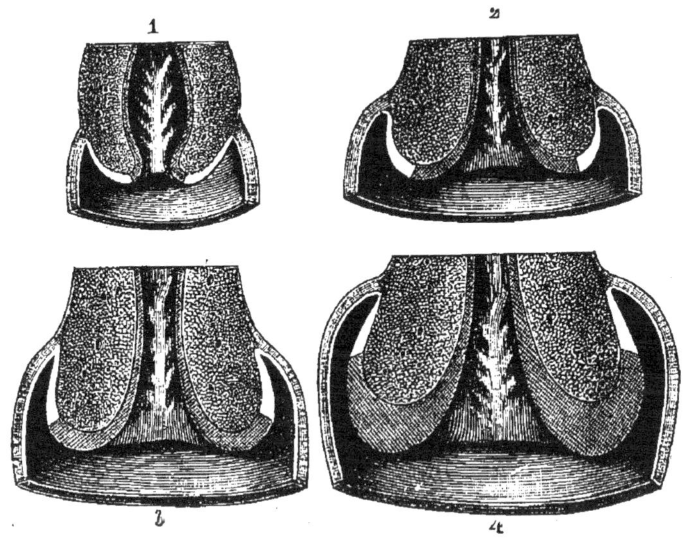

FIG. 59. — Pathogénie de l'ectropion du col de l'utérus : 1, Col normal ; 2, Premier temps d'éversion de la muqueuse ; 3, Deuxième temps ; 4, Ectropion constitué (d'après Auvard).

chirure, quelques granulations, des kystes folliculaires.

Il en sort un *écoulement* épais, blanc, jaune ou verdâtre. Le volume en est plus ou moins gros, selon l'ancienneté de la maladie et l'état congestif de tout l'organe.

TUMEURS VÉGÉTANTES DE L'OVAIRE
(voy. fig. 60)

CE DONT SE PLAINT LA MALADE : Généralement, elle vient consulter parce qu'elle sent son *ventre grossir*, (parce qu'elle a de l'*ascite*). Elle *souffre*,

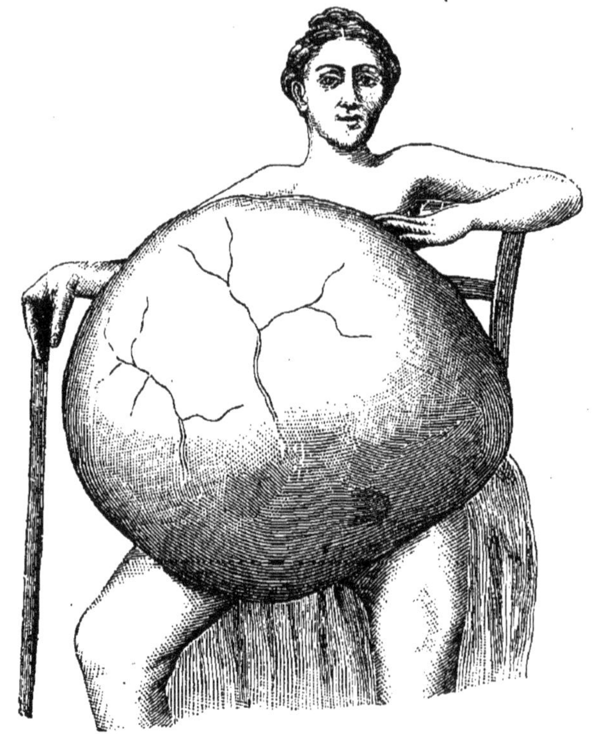

FIG. 60. — Kyste ovarique (d'après Winckel. Vernon : *Dict. de Méd.*)

et présente les symptômes habituels des kystes de l'ovaire. (Voyez : *Kystes de l'ovaire.*)

EXAMEN CLINIQUE : On sent l'*utérus enclavé et repoussé,* les culs de sac effacés et durs. —

On a l'impression de *masses dures et adhérentes* dans le Douglas. L'absence de fièvre établit le diagnostic d'avec les suppurations pelviennes, — et l'absence de manifestations tuberculeuses, d'avec la péritonite bacillaire. Mais l'état général est mauvais, le *facies* cachectique.

TUMEURS SOLIDES DE L'OVAIRE

CE DONT SE PLAINT LA MALADE : De *troubles menstruels*, au début, et de *douleurs*. Plus tard, de symptômes de *compression* (vessie, rectum, œdèmes, névralgies) et d'un *mauvais état général*. Les symptômes peuvent être longs à se déclarer (fibrômes), — ou rapides (sarcomes), — ou très douloureux (carcinomes).

Les malades se plaignent de voir leur ventre grossir *(ascite)*, — d'être lourdes, — d'avoir des pesanteurs dans le bas ventre.

EXAMEN CLINIQUE : On perçoit la *sensation de flot* de l'ascite, et, dans les *culs de sac*, une tumeur dure ; on sent l'*utérus* et la tumeur adhérente bridés par des prolongements. Plus tard, il y a de la *cachexie*. — Au début, il y a de la mobilité.

Le *fibrôme* est petit, indépendant de la trompe, dur, — le *sarcome*, bilatéral, volumineux; — le *cancer*, irrégulier, pédiculé d'abord, puis adhérent, à évolution et à généralisation rapides.

SALPINGO-OVARITES (voy. fig. 61)

Ce dont se plaint la malade : D'avoir, depuis longtemps, quelquefois, un passé *génital*, ce qu'elle résume dans ce mot « *des péritonites* », — ou de l'infection puerpérale, — ou de la métrite. Si cela est récent, elle se plaint d'avoir

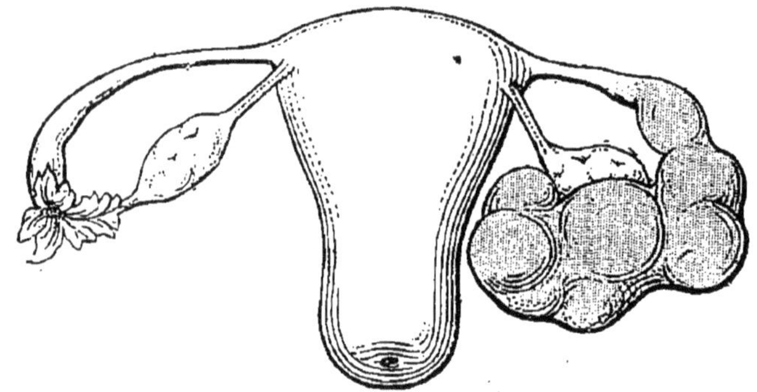

Fig. 61. — Figure schématique des salpingites kystiques.

un *écoulement*, et de *souffrir*. Elle peut même accuser de la *fièvre*.

Elle souffre ! ! Car la *douleur* est le *symptôme dominant* des annexites. Elle souffre dans les parties latérales de l'hypogastre, surtout à droite, avec irradiations dans les lombes, — le siège, — le sacrum, — les hanches, — les cuisses, — du côté des sciatiques.

La *défécation*, les *mictions* sont souvent douloureuses, et il y a, de temps en temps, des *coliques salpingiennes*, avec expulsion de liquide séreux, sanguin ou purulent. La malade se plaint d'une *menstruation* irrégulière et doulou reuse, et d'un *écoulement leucorrhéique*.

EXAMEN CLINIQUE : On peut sentir l'*utérus* refoulé d'un côté ou de l'autre, par la tumeur salpingienne ; il est plus ou moins mobile et douloureux. Dans les *culs de sac*, quand elle est un peu grosse, on sent, — ou un cordon, — ou une boule, — ou une tumeur, — ou on a la sensation d'un ovaire kystique bosselé (fig. 61). Quelquefois, avec le palper bi-manuel, on délimite une tumeur. Le doigt sent un *sillon* qui sépare la trompe dilatée de l'utérus. — Se défier de la péri-salpingite, œdème qui en impose avec le volume réel !

Le *siège* de la salpingo-ovarite est, en général, le cul de sac de Douglas. On la trouve dans les culs de sac latéraux, quand il y a des adhé rences anciennes.

PELVI-PÉRITONITE (voy. fig. 62)

CE DONT SE PLAINT LA MALADE : D'avoir eu, récemment, un *accouchement* septique, — ou une fausse-couche, — ou des fleurs blanches suspectes. Quelquefois on lui fait avouer des *manœuvres abortives*, un curettage mal fait, ou un cathetérisme malpropre ; — d'autrefois elle accuse une *métrite* ; — d'autrefois, enfin, on voit se dérouler l'infection au cours d'une blennorragie, et, alors, le *début* est brusque, avec frissons, nausées, vomissements. La malade souffre beaucoup, a ses selles supprimées, du ténesme, et

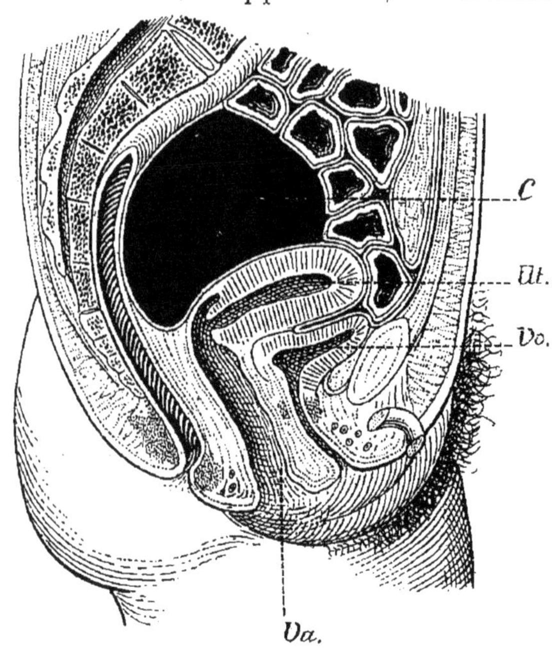

Fig. 62. — Pelvi-péritonite avec exsudat repoussant l'utérus.

urine difficilement. — Elle a de la *fièvre* et le pouls petit. Elle ne peut faire un mouvement. Mais il peut en être tout autrement dans certaines pelvi-péritonites, qui retentissent assez peu sur le système nerveux de la malade, pour lui permettre de vaquer à ses occupations — péniblement, il est vrai ! !

Archambault. — 6 *

Examen clinique : Le *vagin* est chaud, et, quelquefois, présente des battements. L'*utérus*, mobile au début, ne tarde pas à être immobilisé par des adhérences, et est dévié par les exudats. Dans le *cul de sac de Douglas*, on sent un empâtement formant fer à cheval autour de l'organe et donnant une sensation obscure de fluctuation (fig. 62). La *palpation* ne donne que peu de renseignements, le plus souvent, parce que la douleur fait contracter les muscles de la malade ; ce n'est que lorsque la maladie évolue vers la suppuration qu'on peut sentir une collection. Dans les pelvi-péritonites, guéries ou anciennes, on sent des brides, des adhérences.

FIBROMES DE L'UTÉRUS

Ce dont se plaint la malade : De perdre beaucoup de sang, soit *pendant*, soit dans *l'intervalle de ses règles* — d'avoir un *liquide muco-purulent* qui s'écoule dans la période intermenstruelle — de *souffrir* (bien que cela ne soit pas constant).

La malade accuse des symptômes de *compression* du côté de la vessie (ce qui gêne la miction), — ou du rectum (gêne de la défécation) — ou des vaisseaux (œdèmes). — Elle se plaint de *troubles cardiaques* (palpitations, essoufflement), — et est généralement *stérile*.

Examen clinique : Si la tumeur est grosse, on voit le *soulèvement de l'abdomen*, mais on

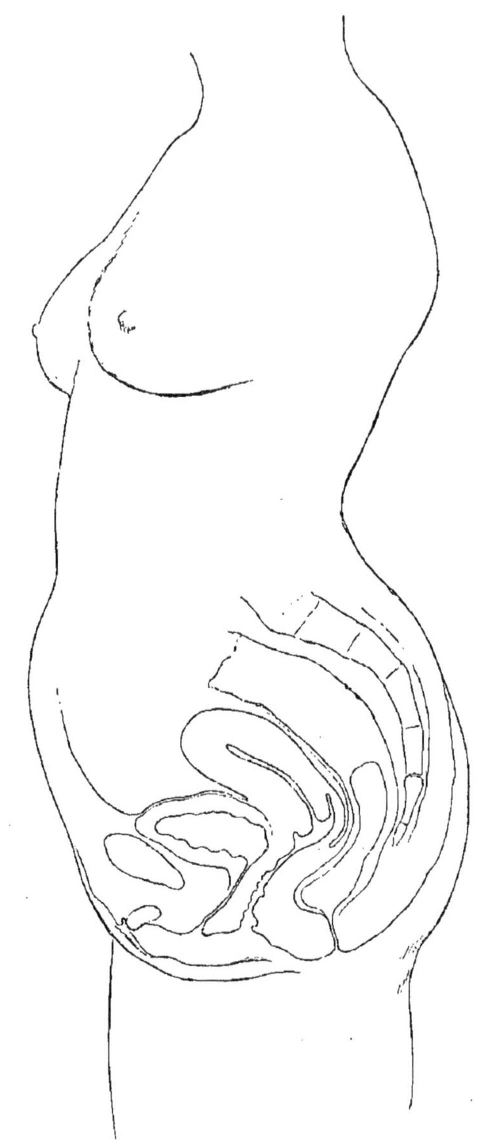

Fig. 63. — Coupe schématique d'un bassin de femme.

délimite mieux ses contours *bosselés* à l'aide de la palpation. La *percussion* donne de la matité, et *l'auscultation*, quelquefois, un souffle systolique de grossesse. Le *toucher* fait sentir l'utérus augmenté de volume, d'une *façon irrégulière*, et l'accroissement pointant vers l'un des culs de sac ; — quelquefois on sent une tumeur pédiculée.

L'*hystéromètre* donne une augmentation du diamètre de l'utérus, et, dans certains cas, le *toucher intra-utérin* fait lever le diagnostic entre une métrite hémorragique et un petit fibrôme. — Il est utile aussi de noter la situation du fibrôme (abdominal — pelvien — vaginal) — de voir si une grossesse ne vient pas comme complication, — de se rendre compte de l'état des annexes. Pour cela on se rappellera la situation exacte de l'utérus dans le petit bassin. La figure schématique 63 permet de s'en rendre compte.

CANCER DU COL DE L'UTÉRUS

Ce dont se plaignent les malades : Elles accusent quelquefois une *hérédité* cancéreuse, — ont un âge moyen de 30 à 40 ans, — et ont eu, dans leurs *antécédents*, des accouchements répétés, des cautérisations du col, — ou de la métrite cervicale chronique.

Elles se plaignent d'*hémorragies* — (et c'est quelquefois pour cela qu'elles viennent consulter)—d'un *écoulement* blanc-jaunâtre, sanieux, à odeur repoussante, — et de *douleurs*, bien que ce symptôme ne soit pas fréquent au début. Elles ont *maigri*, et *perdent leurs forces*, perdent l'appétit. Plus tard, *la miction et la défécation deviennent douloureuses ;* — il y a du *prurit vulvaire* dû à l'écoulement, — et la peau, à la fin, prend une *teinte jaune paille* caractéristique.

EXAMEN CLINIQUE : On sent, avec le doigt, les lèvres du col épaissie, et donnant l'impression de *bourgeons;* — le toucher fait souvent saigner.

Le spéculum ne sert qu'à contrôler ce que donne le toucher.

On sent, de plus — et c'est un bon moyen de diagnostic, — les tissus voisins indurés, infiltrés, donnant quelquefois la sensation de carton ; il y a de l'*adénite* inguinale, et, quelquefois, le ganglion sous-claviculaire de *Troisier*.

CANCER DU CORPS DE L'UTÉRUS (fig. 64)

CE DONT SE PLAIGNENT LES MALADES : L'âge varie entre 50 et 60 ans. — Elles se plaignent des mêmes symptômes que pour le *cancer du col,* avec cette différence que la *douleur* (à l'inverse du cancer du col) est précoce. L'hé-

morragie apparaît au début. L'écoulement est abondant, sanieux et fétide.

EXAMEN CLINIQUE. : On sent le *col* normal et dilaté. L'*utérus* est plus gros et immobilisé par des adhérences. L'*hystéromètre* donne un

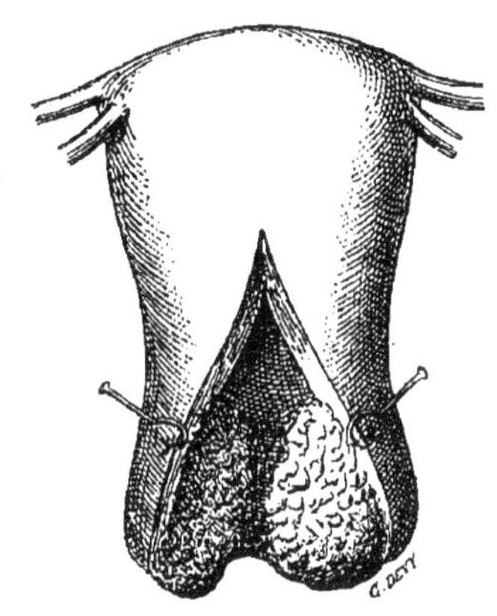

FIG. 64. — Cancer du corps de l'utérus.

agrandissement de la cavité utérine, et fait saigner. Le *toucher intra-utérin* fait sentir des nodosités en choux-fleurs (voy. fig. 64).

KYSTES DE L'OVAIRE

CE DONT SE PLAIGNENT LES MALADES : De souffrir de crises névralgiques, d'éprouver des *pesanteurs*, des tiraillements, des troubles dyspeptiques. La *menstruation* est troublée, — supprimée une fois sur 5, — et il y a fréquemment *stérilité*. Les malades se plaignent de symptômes de compression — du côté de la *vessie* (rétention-incontinence), — du *rectum* (constipation), — du *diaphragme* (dyspnée), — des *uretères*, — des *vaisseaux* (varices — hémorroïdes). Elles ont, enfin, le *facies ovarien*.

Elles se plaignent souvent de *complications* (pleurésie, occlusion intestinale), — de voir leur *ventre grossir* d'une façon démesurée (ascite). — Quelquefois, elles ont des symptômes de *péritonite* ou de *péritonisme*, — soit parce qu'il y a *rupture* du kyste, — soit par *torsion du pédicule*, — soit parce qu'une *ponction*, mal faite, a déterminé de l'infection. La grossesse peut être un danger, et n'aboutit souvent pas.

Examen clinique. : Le ventre est gros, les vaisseaux sous-cutanés dilatés. La *palpation* donne une sensation de mollesse neigeuse; une chiquenaude donne une sensation de flot. Le *toucher* montre l'intégrité des culs de sac (sauf au début). L'*utérus* est dévié, en avant ou en arrière, — ou en prolapsus, et on constate que la tumeur part du petit bassin. L'*ascite* donne un ventre étalé, dont la matité se déplace avec le décubitus. Il y a de l'*œdème* des membres inférieurs.

Si le kyste est au début, on le sent dans le cul de sac de Douglas, collé à l'utérus; il ne sort du petit bassin que lorsqu'il grossit.

Les *kystes dermoïdes* sont souvent plus douloureux, plutôt sur la ligne médiane, de petit volume, et à évolution lente. — Les *kystes malins* donnent beaucoup d'ascite et ont une marche rapide.

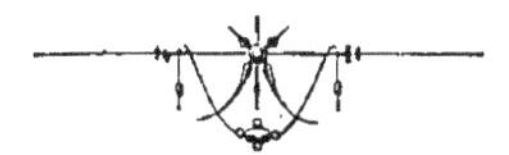

TABLE DES MATIÈRES

	Pages
Préface	5
DE L'EXAMEN GYNÉCOLOGIQUE	7
I. — Interrogatoire	8
II. — Examen de la paroi abdominale	17
III. — Inspection des organes génitaux	26
Examen de la vulve	26
Examen du vagin	35
IV. — Palpation de la région inguinale	37
V. — Toucher vaginal	38
VI. — Toucher bi-manuel	55
VII. — Toucher rectal, abdomino-rectal, recto-vaginal, abdomino-vésico-vaginal	56
VIII. — Spéculums	59
IX. — Hystéromètre	66
GYNÉCOLOGIE CLINIQUE	72
Déchirure du périné	72
Fistules recto-vaginales	73
Fistules entéro-vaginales	74
Antéversion	74
Antéflexion	76
Rétrodéviations	77

Inversion utérine. 79

Prolapsus utérin 81

Métrite cervicale 83

Tumeurs végétantes de l'ovaire 85

Tumeurs solides de l'ovaire 86

Salpingo-ovarites 87

Pelvi-péritonite 88

Fibrômes de l'utérus 90

Cancer du col de l'utérus 92

Cancer du corps de l'utérus 93

Kystes de l'ovaire 94

TABLE DES FIGURES

	Pages.
Points névralgiques des métrites	12 et 13
Points douloureux dans l'hystérie	14
Point de Mac Burney	16
Kyste ovarique à plusieurs loges	18 et 19
Situation de l'utérus et des annexes dans le bassin	20
Division schématique de l'abdomen	22
Appareil génital	24
Vulve	27
Plaques muqueuses. Bartholinite	28
Différentes formes de l'hymen	29 et 38
Hématocolpos	31
Utérus double et vagin double	31, 32, 44 et 45
Epithélioma de la vulve	33
Hermaphrodisme	34
Prolapsus du vagin	36
Tables d'examen	39 et 40
Lampes d'examen	41 et 42
Situation de l'utérus normal	47 et 48
Utérus englobé par une tumeur	49
Utérus en rétroposition	51

Brides dans le cul de sac postérieur. . . .   52
Tumeur dans le cul de sac de Douglas. . .   54
Toucher vaginal   55
Toucher recto-vaginal   57
Spéculums . . . . 59, 60 et 61
Col de l'utérus. — Ectropion. — Kystes
    glandulaires . . . .   62 et 63
Dilatateurs . . . .   64 et 65
Spéculum intra-utérin.   65
Hystéromètres   66
Pinces à col.   70
Utérus en antéversion. . . . , ...   75
Utérus en antéflexion   76
Rétroversion.   78
Rétroflexion.   79
Inversion de l'utérus   80
Prolapsus utérin. . . . .   81 et 82
Pathogénie de l'ectropion   84
Kyste ovarique.   85
Salpingites kystiques   87
Pelvi-péritonite.   89
Coupe de bassin de femme   91
Cancer du corps de l'utérus   94

ORDONNANCES

Ordonnance n⁰ 1

MÉTRITE CERVICALE

1° Repos général. Chaise longue. Ne permettre que les voitures bien suspendues. S'abstenir de tout rapport sexuel;

2° Injections à 45°, prises couchée. Employer, si la métrite paraît due au gonocoque, le permanganate de potasse. Si la métrite est due à une cause banale, on se servira d'injections au « cristau »; dose : une noix environ pour deux litres d'eau;

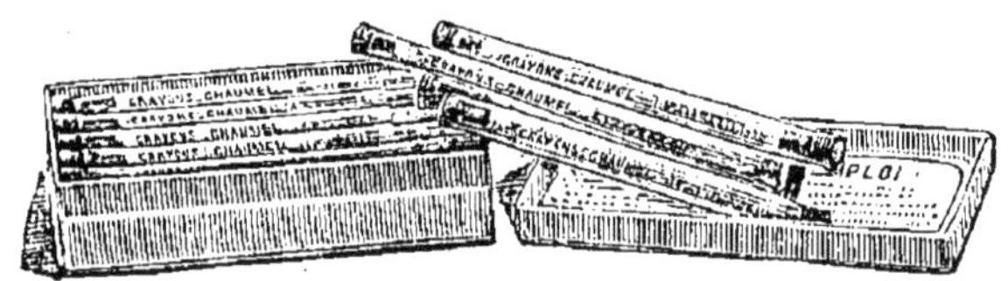

Fig. I. — Crayons Chaumel.

3° Tous les soirs, la malade mettra, comme pansement, un *ovule Chaumel* astringent, au tanin et sulfate de zinc, au rétinol, qu'elle gardera toute la nuit, en ayant soin de se garnir de linges;

4° Si la malade souffre, employer un *ovule Chaumel* sédatif (belladone et morphine), et, au besoin, un vésicatoire sur la région lombaire ou sur l'hypogastre (*vésicatoire d'Albespeyres*);

5° Deux ou trois fois par semaine, le médecin fera un pansement lui-même, touchera les bourgeons charnus avec le chlorure de zinc à 1/50, introduira dans la cavité utérine un *crayon Chaumel* à l'iodoforme, au chlorure de zinc, au sublimé, et pourra compléter ce mode de pansement par l'application d'un *Pessaire Chaumel* à l'un de ces médicaments, dont il coiffera complètement le col de l'utérus.

Ordonnance n° 2

LUPUS VULVAIRE

1° Instituer un traitement tonique : fer, arsenic, quinquina, préparations phosphoriques ;

Liqueur de Fowler.	4 gr.
Teinture de Malate de fer	30 gr.
Eau de Menthe.	150 gr.

(Une cuillerée à soupe par jour).

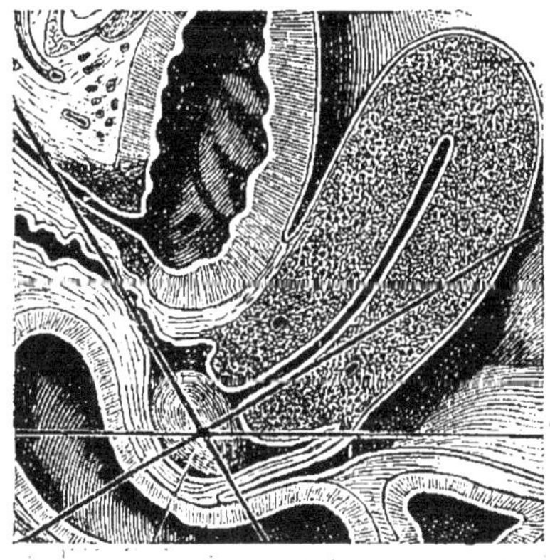

Fig. II. — Position de l'ovule Chaumel dans le vagin.

2° Appliquer tous les soirs, et, si on veut aller vite, dans la journée également un *ovule Chaumel* au sublimé ;

3° Eviter la constipation. Recommander à la malade

de prendre un lavement à la glycérine, ou mieux, un *suppositoire Chaumel* à la glycérine solidifiée. Si même la malade ne pouvait supporter l'administration du fer par la voie stomacale, on recommanderait l'emploi des *suppositoires Chaumel* au citrate de fer ;

4° Il sera bon d'avoir recours, de temps en temps, à une séance de scarifications linéaires quadrillées, de 2 à 3 millimètres de profondeur (tous les 8 ou 15 jours) ; on pourra aussi employer le raclage à la curette, suivi ou non, de cautérisations légères, avec le thermo ou le galvano-cautère.

Ordonnance n° 3

VAGINITE BLENNÓRRAGIQUE

1° Recommander l'abstention de tout rapport sexuel, pour ne pas propager l'infection, et pour éviter l'extension de la maladie aux organes génitaux internes (gonocoque) ;

2° Prendre, tous les deux jours, un bain alcalin. Si l'introduction d'un spéculum grillagé est possible, on le fera, pour permettre au vagin d'être lavé et décongestionné ;

3° Injections matin et soir, avec une solution de protargol à 3 pour 1.000,

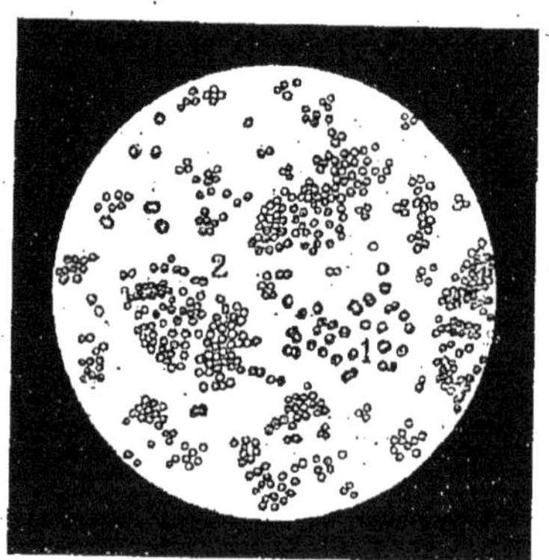

Fig. III. — Gonocoque.

ou de permanganate de potasse à 0.50 pour 1.000 ;

4° Comme pansement permanent, la malade devra appliquer dans la cavité vaginale un *ovule Chaumel* au protargol, au tanin, à la résorcine, au sulfate de cuivre ;

5° Si la douleur est très vive, si le vaginisme est intense, on aura recours aux *ovules Chaumel* à la cocaïne. Si les douleurs paraissent donner des irradiations à tout le petit bassin, on fera, au contraire, l'application d'un *suppositoire Chaumel* à la morphine, ou à la belladone, ou au bromure de camphre.

Ordonnance n° 4

AVORTEMENT

1° Exiger le repos le plus absolu, et le repos au lit.

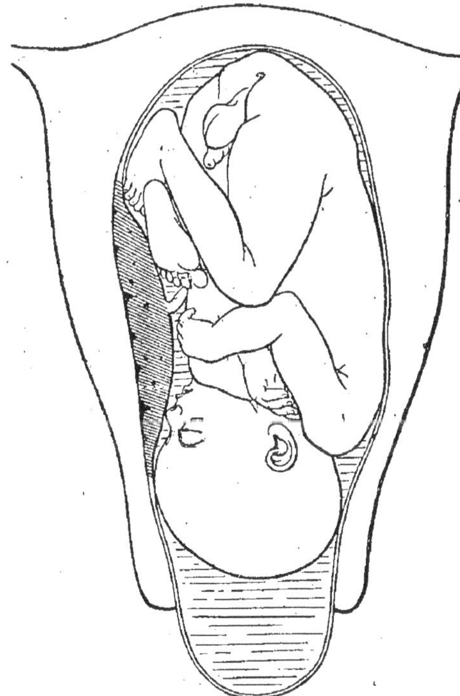

Fig. IV. — Avortement.
(d'après Auvard)

Pour éviter l'avortement, donner l'opium à la dose de 0 gr. 05 ou 0 gr. 10, ou la morphine (*suppositoire Chaumel* à l'opium ou à la morphine) ;

2° Si l'avortement se produit, il faut parer à l'hémorragie par des injections très chaudes à l'eau bouillie, ou en appliquant un *ovule Chaumel* à l'hamamelis virginica.

Faire un tamponnement à la gaze iodoformée. On pourra introduire 2 à 3 mètres de gaze. Si l'on se sert de tampons, 15 à 20 tampons gros comme une petite noix tiendront facilement ;

3° Si la malade se plaint de souffrir, et que l'on ne veuille pas avoir recours à l'ad-

ministration d'un médicament par voie rectale, donner le
sirop Berthé à la codéine, à la dose massive de 2 à 3 cuillerées à bouche;

4° Si l'hémorragie persiste, si l'infection est manifeste,
si les symptômes de rétention s'accusent, faire le curage
de la cavité utérine, avec le doigt ou avec la curette
mousse.

Ordonnance n° 5

GASTRALGIE

1° S'enquérir de la cause et la traiter : cause morale,

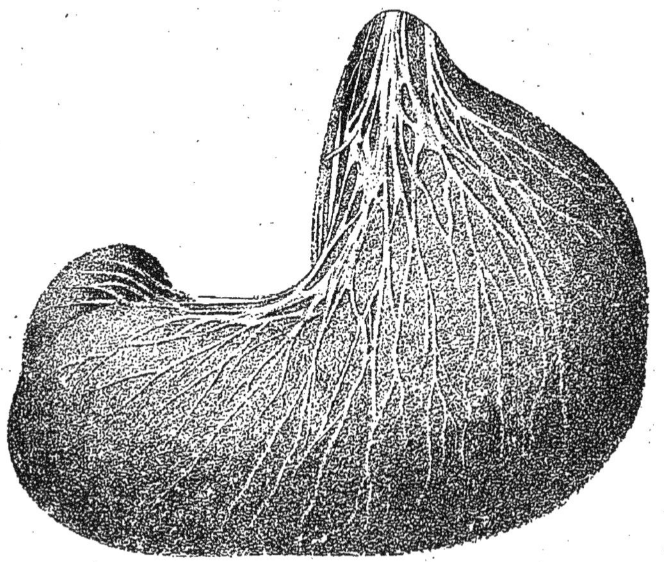

Fig. V. — Figure représentant les nerfs de l'estomac.

abus de nourriture, de boissons. Soigner l'affection
génitale qui, si souvent, occasionne des paroxysmes

gastriques, en raison de la correspondance des nerfs des organes génitaux avec le plexus solaire;

2° Appliquer, au creux de l'estomac, un *vésicatoire d'Albespeyres* qu'on laissera 8 heures en place;

3° Traiter le système nerveux par les calmants, tels que : le valérianate d'ammoniaque, le chloral, le bromure de potassium, le bromure de camphre, mais ne pas les donner par voie stomacale, en raison de l'intolérance. On aura recours à la voie rectale (*suppositoires Chaumel* à tous les médicaments).

Ordonnance n° 6

CANCER DU COL DE L'UTÉRUS

1° Combattre l'hémorragie, au moyen d'injections très chaudes, d'applications d'*ovules Chaumel* à l'ergotine, à l'hamamelis, au chlorure de zinc. Au besoin, faire un tamponnement à la gaze iodoformée, et, s'il le faut, cautériser les bourgeons charnus au chlorure de zinc à 1/20, au nitrate d'argent, au galvano, ou au thermocautère. S'il le faut, on aura recours au curettage des fongosités ;

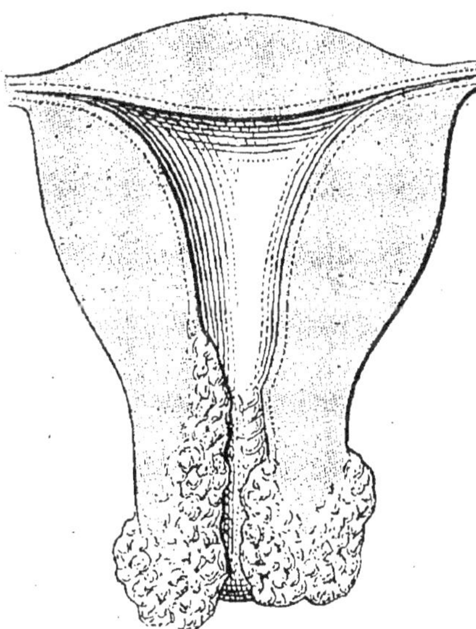

Fig. VI. — Cancer du col.

2° Contre le cancer lui-même, on pourra essayer, selon la méthode préconisée par Denissenko, l'extrait de chélidoine, en applica-

tions sur le col (*ovules Chaumel* à l'extrait de chélidoine).
Guinard a conseillé l'introduction de petites flèches de
carbure de calcium dans la tumeur, suivie de l'application
d'un tampon imbibé d'eau. Il y a dégagement d'acétylène
et destruction de la tumeur ;

3° Calmer les symptômes douloureux, au moyen des
suppositoires Chaumel à la morphine ; ou appliquer un *ovule*
à la cocaïne ou à l'orthoforme, dans le fond du vagin ;

4° Assurer l'antisepsie intestinale au moyen des *globules Fumouze* au salol.

Ordonnance n° 7

SALPINGITE

1° Repos absolu au lit, pour éviter une rupture de la
poche. Pas de massage ;

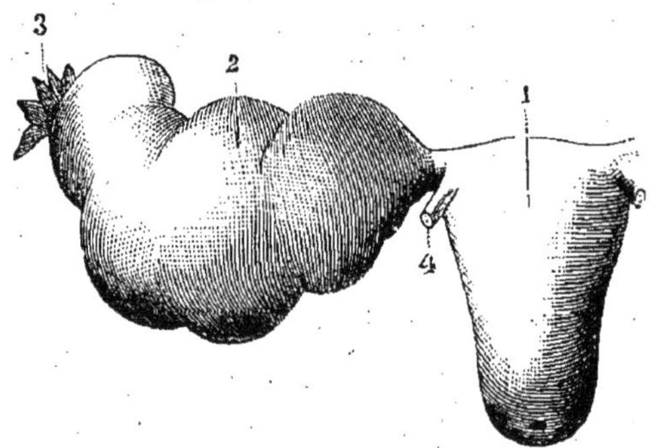

FIG. VII. — Salpingite : 1, Corps de l'utérus ; 2, Trompe considéra-
blement dilatée ; 3, Pavillon de la trompe (*Gravure extraite du
dictionnaire de médecine pratique du Dr Vernon. T. III.*)

2° Pour calmer la douleur, prescrire les fomentations
chaudes sur le ventre, cataplasmes chauds. Serviettes
éponges pliées en huit, et trempées dans l'eau chaude.
Introduire un *suppositoire Chaumel* à la morphine ou à
l'extrait thébaïque ;

3° Bien que l'abcès tubaire soit situé profondément, on peut faire de l'antisepsie à distance, grâce aux lymphatiques, qui font communiquer le col à la trompe. Application d'*ovules Chaumel* au protargol, sublimé, ichthyol, diodoforme ;

4° Traiter la vaginite concomitante au moyen des injections antiseptiques chaudes, au permanganate de potasse, à l'airol.... ;

5° Quand la période aiguë sera passée, quand l'abcès tubaire sera résorbé, traiter la métrite qui souvent persiste (*Crayons Chaumel*).

Ordonnance n° 8

BLENNORRAGIE URÉTRALE

1° Donner des boissons abondantes au début, puis faire prendre dix à quinze *capsules Raquin*, au copahivate de soude et au gluten, seules solubles dans le suc intestinal, et insolubles dans l'estomac ; donc pas de fatigue de l'organe.

Si, au début, il y avait un peu

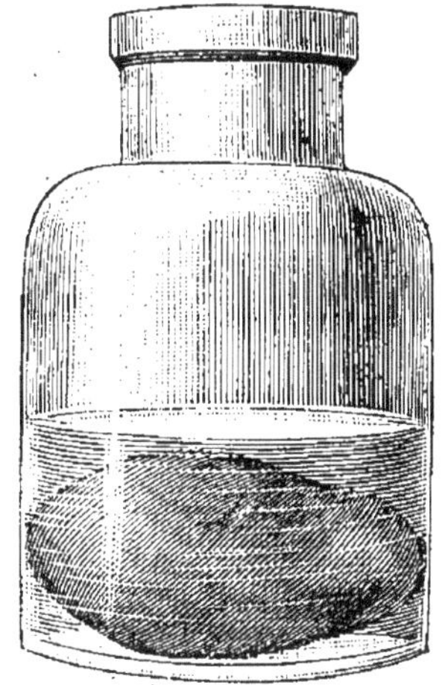
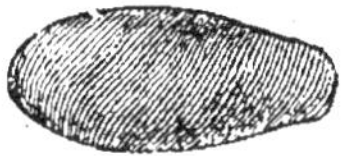

Fig. VIII. — Capsule Raquin. (Figure montrant sa solubilité dans le suc gastrique artificiel.)

de diarrhée, on ferait l'antisepsie de l'intestin au moyen des *globulus Fumouze* au salol ;

2° Pour la vaginite concomitante, qui est de règle, injections au protargol, *ovules Chaumel* au protargol, à l'airol, au nitrate d'argent ;

3° Contre les douleurs de reins, qui accompagnent fréquemment la blennorragie urétrale, faire prendre du *sirop Berthé* (1 à 3 cuillerées à bouche) ;

4° Entretenir la laxité du ventre par les *suppositoires Chaumel* à l'extrait de belladone, ou à l'huile de ricin.

Ordonnance n° 9

PELVI-CELLULITE

1° Faire observer le repos absolu. Application de glace sur le ventre. Introduire, tous les soirs, un *ovule Chaumel* à l'ichthyol ou au salol. Contre l'insomnie, le *sirop Berthé,* à la dose de deux ou trois cuillerées à bouche, rendra de grands services ;

2° Pour calmer les douleurs, souvent intolérables, de la pelvi-cellulite, on prescrira un *suppositoire Chaumel* au chlorhydrate de morphine, ou au chloral ou à l'anti-pyrine ;

3° Quand la période d'acuité sera passée, il faudra éviter la constipation, qui est toujours à craindre, après un séjour prolongé au lit, et on assurera l'antisepsie

intestinale, au moyen des *globules Fumouze* au naphtol
(1 à 10 par jour);

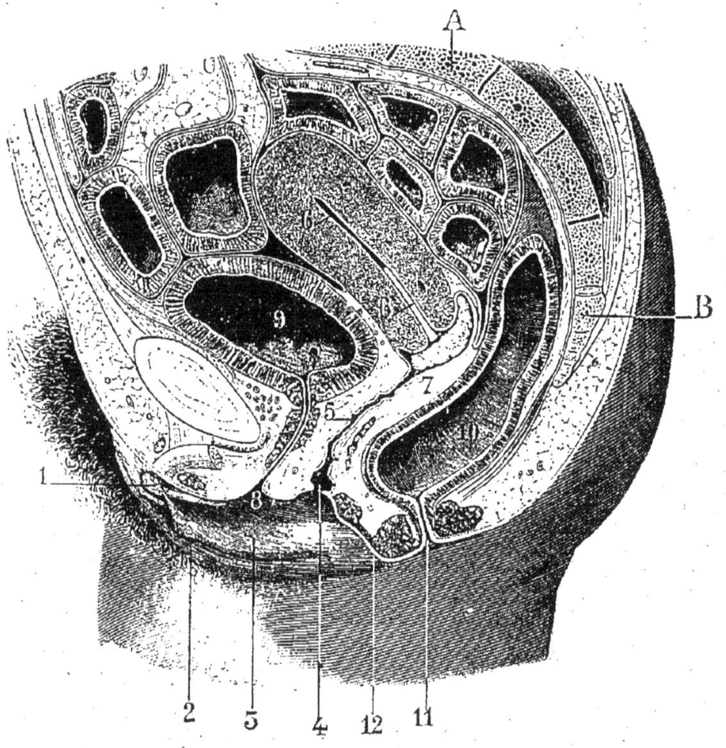

Fig. IX. — Pansement de l'utérus.

1, Clitoris ; 2, Grandes lèvres : 3, Petites lèvres ; 4, 5, Vagin ;
6, Utérus ; 6', Crayon Chaumel introduit dans la cavité cervicale ;
7, Cloison recto-vaginal ; 8, Méat urinaire ; 9, Vessie ; 10, rectum ;
11, Anus ; 12, Corps périnéal.

A, Sacrum ; B, Coccyx.

(Gravure extraite du dict. de méd. prat. du Dr Vernon, T. II.)

4° La malade ne se lèvera que lorsque tout empâtement
aura disparu, dans les culs de sac.

Ordonnance n° 10

1° Un révulsif au creux épigastrique (*vésicatoire d'Albespeyres*), suffira souvent à calmer les vomissements ;

2° Pour arrêter le spasme de l'estomac, on fera prendre de l'eau chloroformée, la potion de Rivière, de la glace, des boissons gazeuses. On essaiera la créosote, qui agit souvent très bien (*Globules Fumouze* à la créosote) ;

3° Au moment des repas, pour aider à la tolérance des aliments, il sera bon de prendre des alcalins, et la *poudre Lartigue* sera d'un secours précieux (2 mesures à chaque repas) ;

4° En cas d'échec, il faudra tenter l'administration de l'opium (*suppositoires Chaumel* à l'extrait thébaïque), ou, si la malade est entachée d'hystérie, le valérianate d'ammoniaque ;

5° Pour calmer les réflexes partis de l'utérus à l'estomac, appliquer un *ovule Chaumel* à la cocaïne sur le col.

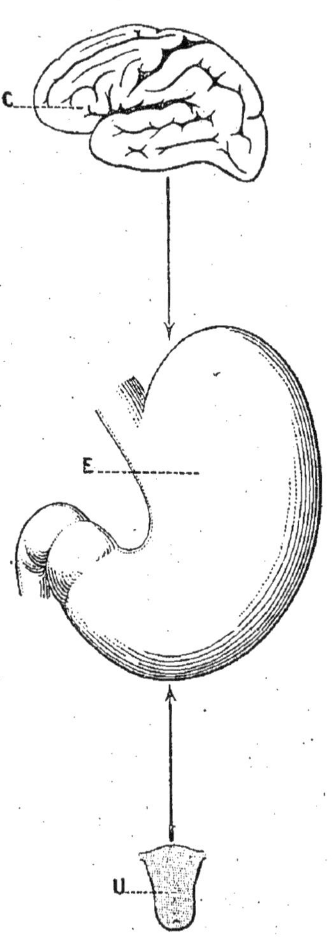

FIG. X. — Réflexe parti de l'utérus à l'estomac. C, Cerveau ; E, Estomac ; U, Utérus.

Ordonnance n° 11

CHLOROSE

1° S'il s'agit d'une fausse chlorose, masquant une tuberculose, on ne donnera pas de fer, mais la créosote (*globules Fumouze* à la créosote), ou la créosote iodoformée (1 à 10 globules par jour);

2° S'il s'agit d'une chlorose vraie, on prescrira le fer, et, comme les troubles dyspeptiques sont fréquents dans cette affection, on aura recours à l'administration de ce médicament par la voie rectale (*suppositoires Chaumel* au citrate de fer). L'arsenic rendra de grands services (*suppositoires Chaumel* à l'arséniate de soude, de fer);

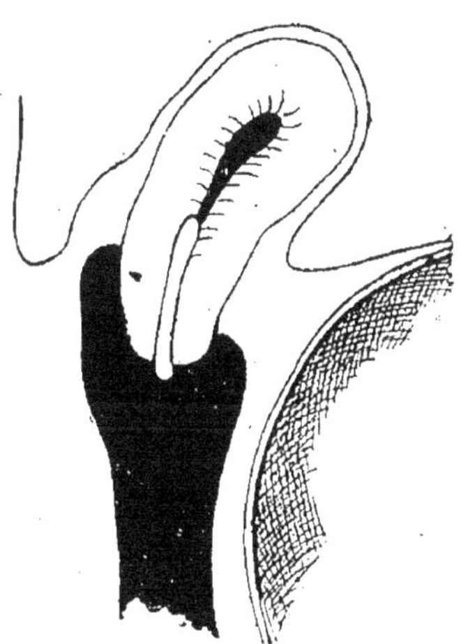

Fig. 75. — Crayon Chaumel dans le col.

3° Pour combattre la constipation habituelle chez les chlorotiques, on prescrira les *suppositoires Chaumel* à la glycérine;

4° S'il y a une métrite ayant provoqué ou entretenant la chlorose, faire des injections astringentes avec des feuilles de noyer. Panser avec des *ovules Chaumel* à l'ichthyol, et introduire, deux fois par semaine, dans le col, un *crayon Chaumel* au chlorure de zinc, ou à l'iodoforme.

Ordonnance n° 12

HYSTÉRIE

1° Avoir recours à l'isolement, le traitement moral, la suggestion, les douches tièdes, l'électricité statique et les exercices physiques modérés;

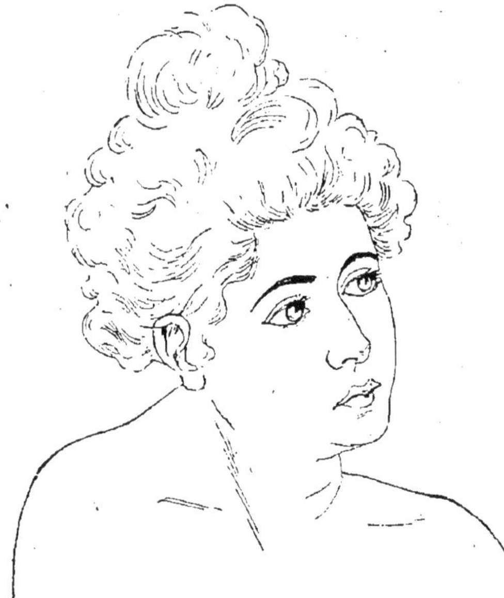

Fig, XII. — Spasme hystérique.

2° Contre l'insomnie, prescrire le *sirop Berthé* (1 à 3 cuillerées à bouche), les *suppositoires Chaumel* à la morphine, au chloral, au valérianate d'ammoniaque;

3° Contre l'anorexie, administrer de temps en temps un purgatif doux. Faire l'antisepsie des voies digestives au moyen des *globules Fumouze* au salol ou au naphtol;

4° S'il y a vaginisme, prescrire, deux heures avant les rapports sexuels, l'application d'un *ovule Chaumel* à la cocaïne;

5° S'il y a des zones douloureuses, appliquer un petit *vésicatoire d'Albespeyres*, qu'on laissera 6 à 8 heures en place.

Ordonnance n° 13

DYSMÉNORRHÉE

1° Calmer le système nerveux, qui est, la plupart du temps, dans un état d'éréthisme assez grand, donner des douches, des bains prolongés, prescrire l'électricité

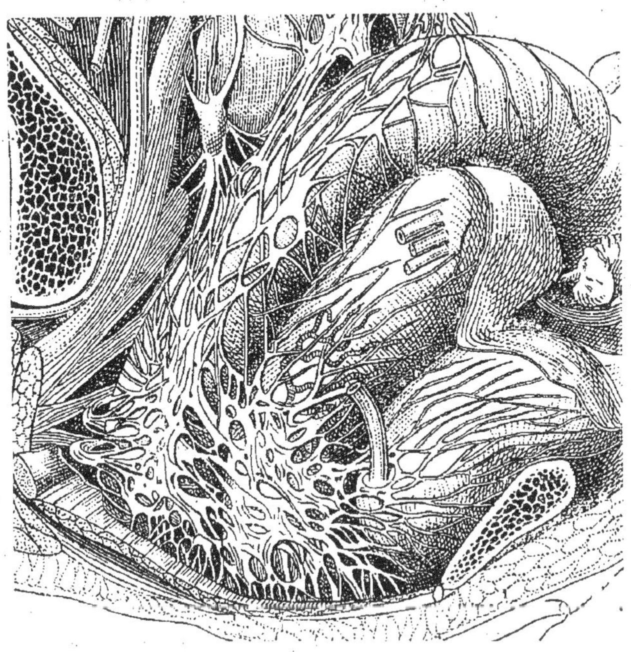

Fig. XIII. — Plexus génital.

statique, sous forme de bain ou de douche électrique. Faire prendre les préparations bromurées, le choral (*suppositoires Chaumel*), le viburum prunifolium, l'opium (*suppositoires Chaumel* à l'opium) ;

2º Au moment de la crise, faire garder le repos au lit ou à la chaise longue ; applications de cataplasmes sur le ventre. Injections très chaudes, pour décongestionner l'utérus ; appliquer un *ovule Chaumel* à l'assa-fœtida, à l'extrait de chardon-Marie, à l'iodure de potassium, à l'antipyrine. Pour calmer la douleur, si aigüe, des quelques jours de la période cataméniale, on pourra mettre, matin et soir, un *suppositoire Chaumel* à la morphine, ou à la belladone et morphine ;

3º Si la dysménorrhée a une cause génitale, la traiter. Faire de la dilatation, s'il y a sténose du col ; redresser ou masser l'utérus, s'il y a des déviations.

Ordonnance nº 14

FIBROMES

1º S'il sont très volumineux et, par leur extension, mettent la vie de la femme en danger, faire l'extirpation :

2º Le traitement palliatif consistera à faire le curettage ou l'électricisation galvanique, selon la méthode d'Apostoli. On fera passer dans l'utérus un courant de 25 à 50 milliampères.

3º Le traitement médical consistera à tonifier la malade (*suppositoires Chaumel* au citrate de fer), à parer aux hémorragies, par l'application d'*ovules Chaumel* à l'antipyrine, à l'ergotine. Comme pansement, on fera l'application quotidienne de crayons au chlorure de zinc (*crayons Chaumel*), pour détruire la muqueuse intra-utérine qui saigne ;

4º Si le fibrôme est un fibrôme pédiculé, visible dans le vagin, on en pratiquera l'extirpation, en le tordant

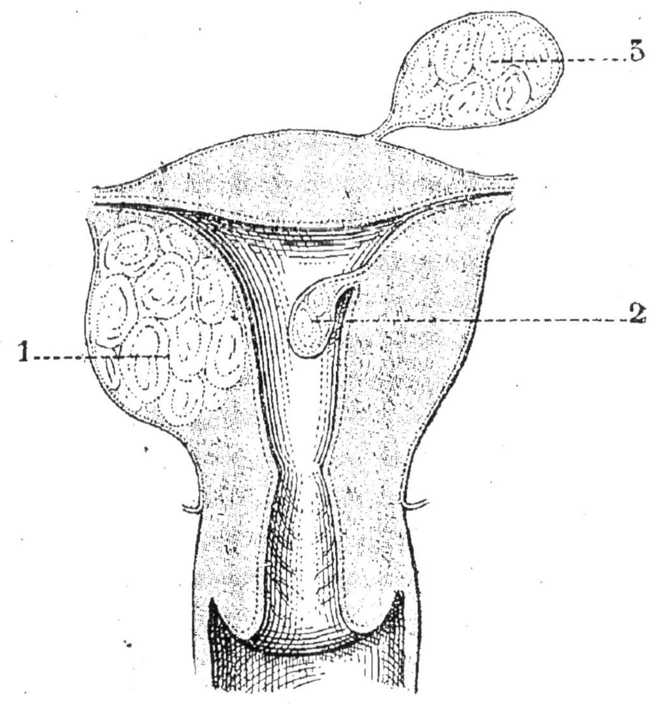

Fig. XIV. — Fibrômes : 1. Fibrôme de la cavité ; 2. Fibrôme interstitiel ; 3. Fibrôme sous-péritonéal.

doucement avec la pince de Museux. Faire suivre d'un pansement astringent, avec un *ovule Chaumel* à l'alun

Chartres. — Imp. Garnier

www.ingramcontent.com/pod-product-compliance
Ingram Content Group UK Ltd.
Pitfield, Milton Keynes, MK11 3LW, UK
UKHW020003100726
13658UKWH00002B/779